Alex Schwandner
mit Shirley Michaela Seul

STÄRKE
zeigen

Wie man sich und andere vor Übergriffen schützt

LÜBBE

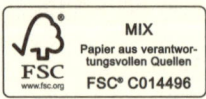

Papier: holzfrei Schleipen – Werkdruck, der Cordier Spezialpapier GmbH

Dieser Titel ist auch als E-Book erschienen

Originalausgabe
Copyright © 2013 by Bastei Lübbe GmbH & Co. KG, Köln

Textredaktion: Regina Carstensen, München
Umschlaggestaltung: Christin Wilhelm
Umschlagmotiv: © photocase/jba
Satz: Greiner & Reichel, Köln
Gesetzt aus der Weiss Std
Druck und Einband: GGP Media GmbH, Pößneck

Printed in Germany
ISBN 978-3-7857-6096-3

5 4 3 2 1

Sie finden uns im Internet unter www.luebbe.de
Bitte beachten Sie auch www.lesejury.de

435251

Alex Schwandner
Stärke zeigen

Den Mitarbeitern der Polizeiinspektion 16 gewidmet, die rund um die Uhr für Sicherheit am Hauptbahnhof München sorgen.

Inhalt

Starker Auftritt für Spielverderber 11

1 Gefahr erkannt, Gefahr gebannt! 19
Die Masken der Macht – Die persönliche Grenze ist kein Gartenzaun – Mutprobe: Wechseln Sie den Platz

2 Auf Streife 33
Endstation Drogen – Aggression mit Schuss: Alkohol – Der ver-
lorene Junge – Der vergessene Bruder – Das Wasserzeichen des
Diplomaten – Mutprobe: Unterwegs in Uniform

3 Wie Täter ticken 55
Macht macht Spaß – Kontrolle kickt – Dominanz als Krü-
cke – Würstchensorten – Täter bei der Vernehmung – Wenn Sta-
tisten das Spiel entscheiden – Mutprobe: Tanzen für einen starken
Auftritt

**4 Aktenzeichen Angstmachen –
coole Täter gibt es nur im Film** 75
Die echte Überwachungskamera – Mutprobe: Gesellschaftsspiel

5 Im Tunnel – das Verhalten von Opfern und Tätern . . 87
Der Stress des Opfers – Der Stress des Täters – Mutprobe: Wo
bin ich? Und wer ist noch da? – Der Traummann, oder etwa
nicht? – Rotkäppchen und der Wolf – Sprachkurs für Wohlerzo-
gene – Auch schlechte Träume sind nur Träume – Sich selbst im

Weg stehen – Vom Kaninchen zur Kobra – Mutprobe: Spieglein, Spieglein an der Wand

6 Das Böse lauert nicht im Dunkeln 117

Das Ein-Euro-Feeling – Wenn das Opfer mitspielt – Beschwichtigungen, verschlimmern – Wunde Punkte – Mutprobe: Gehen Sie auf die Pirsch

7 Der vertraute Vergewaltiger 137

Wehren und weg! – Training für den Ernstfall – Sie wollte es doch auch – Mutprobe: Stop smiling

8 Gefahrenradar 155

Versteckte Kamera – Die Welt der Würstchen – Der Bahnhof, die Nacht, der Parkplatz, die Frau und ich – Vertrauen in die eigene Intuition – Achtsamkeit als Prophylaxe – Riese oder Spargeltarzan: Situationen richtig einschätzen – Kühlen Kopf bewahren – Mutprobe: Täter im Visier

9 Muskeltraining für Spielverderber 183

Selbstbewusstsein ohne Wunderpillen – Grenzen setzen mit der Stimme – Trillerpfeife und Schrillalarm – Hilfe holen – Notruf und Notbremse – Wenn Kommunikation nicht mehr weiterhilft: Gewaltanwendung – Dein Freund und Helfer – Erfolgreich wehren – die wichtigsten Tipps in Kürze, Teil 1 – Mutprobe: Würstchenlöscher

10 Die BKA-Formel 207

Mutprobe: Zivilcourage mit BKA-Formel

11 Nichts hören, nichts sehen, nichts sagen 213

Wer schlägt sich, wer verträgt sich? – Markus und seine Mitmenschen – Warum immer ich? – Das ist mal wieder typisch: Vorurteile – Ein gefährlicher Cocktail: Angst und Unsicherheit – Was bringt mir das? Die Buchhaltung der Helfer – Ich weiß doch gar nicht, was ich machen soll – Erfolgreich wehren – die wichtigsten Tipps in Kürze, Teil 2 – Mutprobe: Helfen – Sie werden nicht gebissen

12 Heldenmut statt Heldentum – richtiges Helfen 235

Viele gegen einen – Notwehr

Im Ziel: Stark, selbstsicher, souverän 249

Literatur 251

Dank 253

Starker Auftritt für Spielverderber

Es kann jeden von uns treffen:

Sie gehen nachts nach Hause. Die Feier war schön. Plötzlich Schritte hinter Ihnen. Ein Gefühl des Unbehagens steigt empor. Sollen Sie sich umdrehen? Oder lieber nicht? Schneller gehen? Oder langsamer? Nein, da ist bestimmt nichts. Und wenn doch? Was dann? Da vorne, an der nächsten Ecke. Eine Gruppe Jugendlicher. Kommt näher. Ihnen wird eng in der Brust. Sie schauen sich um. Niemand da. Sie sind ganz allein auf der Straße, und alle aus der Gruppe fixieren Sie.

Und jetzt?

»Haben Sie mal Feuer?«, fragt einer der Männer und hält eine Packung Zigaretten vor Ihr Gesicht.

»Ich rauche nicht«, erwidern Sie und wollen weitergehen.

Der Fremde stellt sich Ihnen in den Weg. »Dann gib mir Geld, damit ich mir ein Feuerzeug kaufen kann«, verlangt er.

Sie sind verwirrt. Wie kommt der auf diese unverschämte Idee? Und er duzt Sie. Rückt noch näher. Will wissen: »Wie viel Geld hast du dabei, du hast doch Geld dabei?«

Völlig perplex stammeln Sie: »Ja.« Man soll schließlich immer höflich bleiben.

»Wie viel?«

»Weiß ich nicht.«

»Dann zeig doch mal deinen Geldbeutel, los!«

Eine andere Situation: 19.46 Uhr. Die Frau sitzt müde in der U-Bahn. Zwei Überstunden hat sie heute im Büro gemacht. Am Hauptbahnhof steigen viele Leute zu. Ein Mann setzt sich dicht neben sie. Sie rutscht zum Fenster.

»Hallo, schöne Frau«, spricht er sie an.

»Hallo«, sagt sie und ist auf einmal nicht mehr müde, sondern hellwach. Wie kriegt sie den Typen los? Er stinkt aus dem Mund, und wie er erst glotzt. Widerlich.

»Was machst du jetzt noch so?«

»Ich fahr nach Hause«, sagt sie und schaut sich hilfesuchend um. Die anderen Fahrgäste lesen Zeitung oder starren vor sich hin. Aber die müssen das doch mitbekommen! Der Typ belästigt sie.

»Da kann ich bestimmt mit«, verlangt er. »Wir können doch einen Kaffee bei dir trinken, oder?« Er streckt die Hand vor. »Ich bin der Mike.«

Jetzt bloß nichts falsch machen, schießt es ihr durch den Kopf. Ihn bloß nicht provozieren. Sie ergreift die Hand. »Birgit.« Und dann kratzt sie all ihren Mut zusammen und sagt: »Und ich will jetzt echt meine Ruhe. Bitte.«

Die wird sie leider nicht haben. Denn Birgit hat so ungefähr alles falsch gemacht, was möglich ist.

Wissen Sie, was?

Wenn nicht, dann werden Sie es bald erfahren, denn mit Menschen wie Mike oder dem Fremden, der nicht nur Feuer, sondern auch Geld verlangt, souverän und sicher umzugehen, lernen Sie auf den folgenden Seiten. Zugleich lade ich Sie ein, mit mir auf Streife zu gehen, und zwar in der Gegend um den Münchner Hauptbahnhof. Da ist allerhand geboten, nicht nur, weil sich hier die Drogenszene trifft: Er ist Schauplatz vielerlei Delikte auch aus der Beschaffungskriminalität – Prostitution, Diebstahl, Raub, Körperverletzungen. Wir beschäftigen uns mit internationaler Kriminalität wie Schleusungen von illegal Einreisenden, Passfälschungen, Drogenschmuggel, Falschgeld. Zum Alltagsgeschäft gehören Pöbeleien, Belästigungen, Koffer- und Handtaschendiebstähle.

Trotzdem können Sie sich in dieser Gegend sicher fühlen. Und dazu brauchen Sie keine Polizei. Sie selbst können dafür sorgen, dass Sie stark sind, dass Sie stark wirken. Mit Ihrem Auftreten, Ihrer Ausstrahlung und Ihrem Verhalten können Sie im Vorfeld potenzielle Täter abschrecken. Oder, wenn Sie von einem »ausgewählt« wurden, der zu Ihrem Schaden seine Machtspielchen genießen möchte, einfach nicht mitspielen. Ein Täter braucht ein Gegenüber. Dieses Gegenüber muss mitmachen, sonst scheitert sein Vorhaben.

Knapp ausgedrückt: Es geht in diesem Buch darum, dass Sie zum Spielverderber – für den Täter – werden. Einen sichereren Weg gibt es nicht, um bedrohliche Situationen zu beenden. Was Sie dabei beachten sollten, erfahren Sie mit vielen Beispielen aus meinem Polizeialltag. Auch sich selbst werden Sie ein Stück besser kennenlernen: Wo sind Ihre Schwachstellen? Wann kann es Ihnen passieren, dass Sie einknicken, mitspielen, grobe Unhöflichkeiten akzeptieren, obwohl Sie das eigentlich nicht möchten? Wo erlauben Sie anderen, Ihre Grenzen zu übertreten – und merken es gar nicht? Neinsagen kann man üben, und es macht Spaß. Fangen Sie klein an. Sie müssen sich nicht gleich vor eine Gruppe pöbelnder Jugendlicher stellen und sie zurechtweisen. Für den Anfang genügt es, nein zu sagen, wenn Sie 100 Gramm Käse bestellten und man Ihnen 130 Gramm andrehen möchte.

»Ist das recht so?«

»Nein.«

Viele kleine Nein führen zu einem großen Nein, wenn es darauf ankommt. Aber womöglich wird es gar nicht darauf ankommen, weil ein selbstbewusster Mensch eine andere Ausstrahlung an den Tag legt als ein unsicherer. Diesen starken Auftritt zu trainieren – und in Stresssituationen nicht zu verlieren –, ist ein weiteres Ziel des Buchs.

Die meisten Menschen sind durchaus in der Lage, Nein zu sagen, wenn es um alltägliche Dinge geht. Doch wenn sie aggressiven Zeitgenossen gegenüberstehen oder beobachten, wie sich diese an ein wehrloses Opfer heranmachen, wissen sie nicht, was sie tun sollen. Sie wollen gern helfen, sind aber wie gelähmt und werfen sich das danach vor. Manche leiden monate- und jahrelang unter ihrer unterlassenen Hilfeleistung. Auch wenn sie sich selbst mildernde Umstände zusprechen: »Ich wusste einfach nicht, wie ich das verhindern sollte«, können sie sich nicht vergeben.

In diesem Buch erfahren Sie von Grund auf, was Sie tun können, wenn Sie selbst oder andere bedroht werden – ohne sich zu gefährden. Es erhöht Ihre persönliche Sicherheit, wenn Sie von Zeit zu Zeit die Zusammenfassung aller wichtigen Verhaltensregeln lesen, die ich am Ende des Buchs für Sie zusammengestellt habe. So bleiben Ihre Muskeln als Spielverderber stets trainiert!

Seit fünfundzwanzig Jahren arbeite ich bei der Bayerischen Polizei, seit siebzehn Jahren am Münchner Hauptbahnhof und – neben Schicht- und Streifendienst – als Kontakt- und Präventionsbeamter. Ich bin der Ansprechpartner für alle Leute, die im Bahnhof unterwegs oder dort tätig sind. Sie berichten von Schwierigkeiten, erzählen mir ihre Sorgen und Nöte, brauchen Hilfe bei allgemeinen Behördenanfragen und in der Navigation.

Wo geht's zum Tierpark?
Ich habe meine Frau verloren!
Wir haben ein Kind gefunden, es ist noch ganz klein und in ein Tuch eingewickelt, da hinten neben dem Papierkorb.
Mein Geldbeutel ist weg!
Camera stolen!

Darf ich mal Ihre Mütze aufsetzen?
Die da drüben haben »Sieg Heil« gerufen.
Da war vorhin ein Mann, der hat eine Frau belästigt.
Kann ich mal die Waffe anfassen?
Ist die echt?

Ja, sie ist echt. Eine Heckler & Koch, 9 mm, hängt festgeschnallt an der Hüfte. Und dort bleibt sie auch.

Um schwierige Situationen zu lösen, braucht es keine Waffe.

Seit 2002 habe ich als Trainer für Zivilcourage und Selbstsicherheit bei uns auf dem Revier Tausende von Menschen in Seminaren geschult. Um mit Konflikten und Bedrohungen umzugehen, benötige ich keine Hilfsmittel wie Schlagstock, Pfefferspray oder Schusswaffe. Auch nicht als Privatperson, wenn ich genauso unbewaffnet bin wie jeder andere Bürger. Nein, genauso bewaffnet, weil ich mir in brenzligen Momenten zu helfen weiß. Das werden auch Sie bald können, und ich hoffe, ich wecke Ihre Freude an Zivilcourage und Selbstsicherheit und somit daran, Tätern das Spiel zu verderben. Wie tickt jemand, dem es Spaß macht, andere zu erniedrigen? Und wie ticken Sie selbst, wenn Sie sich Angst einjagen lassen? Welches Verhalten spulen Sie automatisch ab, und wie können Sie das ändern?

Als Erstes möchte ich Sie allerdings sensibilisieren. Vielen Menschen ist gar nicht bewusst, dass Gewalt überall lauert, sogar in ihrem Familien- und Freundeskreis. Wussten Sie, dass Täter in Wirklichkeit gar nicht stark sind? Täter sind nicht omnipotent, ganz im Gegenteil. Ich zeige Ihnen, was zum Vorschein kommt, wenn Sie dem Täter die Maske vom Gesicht reißen: nichts bis wenig. Um diesen Schritt zu wagen, benötigen Sie Zivilcourage. Die werden wir aufbauen, indem Sie lernen, wie Sie sich selbst und andere in brisanten Situationen schützen. Zivilcourage, richtig in die Tat umgesetzt, gefährdet niemanden. Leider wissen die wenigsten, worauf sie hier achten müssen. Deshalb bezahlen manche Helfer ihr beherztes Eingreifen teuer mit Blessuren auf der eigenen Haut, hier ein böser Blick, dort ein Rempler oder gar ein Fausthieb. Schrecklicherweise stirbt manchmal ein Mensch bei dem Versuch, einem anderen zu helfen. In den meisten Fällen ging ein Helfer, der selbst zu Schaden kam, nicht richtig mit der Situation um. Er wollte das Richtige tun, wusste aber nicht, wie. Dabei gibt es sichere Wege, anderen aus einer gefährlichen Situation herauszuhelfen, ohne sich selbst zu gefährden. Auch diese in meinen Kursen am häufigsten gestellte Frage werde ich in diesem Buch beantworten: Wie sieht Helfen ohne Eigengefährdung aus?

Warum ein Täter zum Täter wird, blende ich bewusst aus. Ich stelle die Lösung in den Fokus, nicht das Problem. Und die Lösung heißt immer: Mit heiler Haut raus aus einer gefährlichen Situation.

Seit einigen Jahren hören wir alle paar Monate von einer weiteren furchtbaren Tat irgendwo in Deutschland. Es sind meistens junge Männer, die ihre Zufallsopfer ohne Grund angreifen, verprügeln, zu Boden werfen, mit den Füßen treten, schwer verletzen. Einige der Opfer kamen zu Tode. Fassungslosigkeit und Empörung waren und sind überall groß. Wie konnte das geschehen? Und warum hat niemand geholfen? Denn oft gibt es Zeugen, die die Tat beobachteten. Eine Tat bahnt sich jedoch auch an. Wie und was Sie tun können, um eine Eskalation zu vermeiden, das erfahren Sie ebenfalls in diesem Buch.

Sie sollten sich nicht prinzipiell bedroht fühlen, sobald Sie das Haus verlassen. Die Berichterstattung der Medien steht in keinem Verhältnis zu den tatsächlichen Geschehnissen. Als ich für dieses Buch recherchierte, war ich überrascht – und das als Polizist –, wie wenig eigentlich passiert. Selbst ich war der sensationsheischenden Berichterstattung auf den Leim gegangen. Wir leben in Deutschland sehr sicher. Dennoch kann immer mal etwas passieren, was man lieber nicht erlebt haben möchte. Und dann ist es gut zu wissen, wie man Schlimmeres verhindert.

Viele Menschen glauben, mit einem unterwürfigen Verhalten würden sie eine aggressive Situation entschärfen, den Täter milde stimmen. Das Gegenteil ist der Fall. In Wirklichkeit schütten sie damit Öl ins Feuer, denn sie bestärken den Täter in seinem dominanten Verhalten, akzeptieren seine Rolle und geben die Kontrolle über ihren eigenen Handlungsspielraum ab. Was zur Deeskalation führen soll, mündet schnurstracks in die Eskalation, weil die Beschwichtigungsformeln nicht helfen. Jedenfalls dann nicht, wenn sie ein Gefühl der Unterwürfigkeit vermitteln. Ich werde gemeinsam mit Ihnen ein Verhalten einstudieren, das mit Sicherheit wirkt!

Der öffentliche Raum ist nicht unsicher – wenn Sie sich souverän darin bewegen. Weil Gewalttaten häufig im Kleinen beginnen, sich scheinbar harmlos ankündigen – manche Menschen haben ihr Leben verloren, weil einem anderen ihre Augenfarbe nicht gepasst hat –, fangen wir auch ganz klein an, damit Sie erkennen, wie wichtig es ist, frühzeitig einzugreifen, ehe einer Pöbelei eine Schlägerei folgt.

Am Ende dieses Buchs wird Ihnen klar sein, wie Sie unbeschadet und mit dem guten Gefühl, alles richtig gemacht zu haben, aus einer aggressiven Situation herauskommen, dass Sie in der Lage sind, sich selbst und anderen zu helfen.

1 Gefahr erkannt, Gefahr gebannt!

Eine gute Freundin erzählte mir, dass sie auf dem Weg zur Arbeit immer in den gleichen U-Bahn-Waggon einsteige, da sie täglich an derselben Stelle neben den Treppen auf den Zug warten würde. »In dem Abteil finde ich garantiert einen Sitzplatz. Aber an der nächsten Station steigt ein Kerl ein, der oft einen Platz gegenüber von mir ergattert. Und dann starrt er mich an. Der hat so einen stechenden Blick. Als wollte er mich damit durchbohren. Sonst macht er aber nichts. Er schaut nur.«

Solche Geschichten sind mir sehr vertraut. Ich habe sie unzählige Male gehört. Es gibt kein Seminar, in dem nicht eine oder mehrere der Teilnehmerinnen von einem solchen Starren berichten. Es gehört zu den »Hits« in den Belästigungscharts. Übrigens kann man Starren auch anzeigen.

Isi, die Freundin, bemühte sich zu erklären: »Das Blöde ist, dass ich ihm das Schauen nicht verbieten kann. Ich kann nichts dagegen tun. Denn eigentlich macht er ja nichts.«

»Falsch«, erwiderte ich. »Er macht sehr wohl was.«

»Nein, er sitzt nur da«, verteidigte sie ihn. »Es könnte ja auch sein, dass ich ihm gefalle, und deswegen guckt er so«, überlegte sie gutmütig, was dahinterstecken könnte. Oder war sie gar ein wenig geschmeichelt? Obwohl ihr das alles überhaupt nicht passte. Obwohl sie nichts von ihm wollte, sie ihn unsympathisch und unverschämt fand, gefiel es ihr doch, dass sie ihm gefiel? Diese Tätermasche, von der später noch die Rede sein wird, ist besonders raffiniert: Das auserkorene Opfer wird eingelullt.

»Starren ist eine eindeutige Grenzverletzung«, erklärte ich

Isi. »Er will dir damit ein unangenehmes Gefühl machen. Es bereitet ihm Spaß, zu sehen, wie unwohl du dich fühlst.«

»Das merkt der doch gar nicht!«

»Sicher registriert der das. Vielleicht wird dein Gesicht leicht rot, dein Blick verrät dich; du kneifst die Lippen zusammen. Du kannst nicht verbergen, dass dir unwohl zumute ist. Das findet er super. Das gefällt ihm. Denn genau das will er erreichen.«

»Aber ich schau ihn eigentlich gar nicht an.«

»Das gefällt ihm erst recht.«

»Ich ignoriere ihn doch«, protestierte Isi.

»Noch mal falsch«, musste ich leider richtigstellen. »Du bestärkst ihn in seinem Tun.«

Irritiert und auch ein bisschen erschrocken gab Isi zu: »So habe ich das noch nie interpretiert.«

»Was hält dich davon ab, den Sitzplatz zu wechseln?« Ich brachte die erste Maßnahme in solchen Fällen ins Spiel: Weggehen.

»Dann habe ich doch verloren!«

»Nein, dann hast du gewonnen. Du spielst sein Spiel nicht mit. Du entscheidest, wo du sitzen willst. Du bleibst nicht in seiner Nähe, wenn sie dir unangenehm ist. Du bist frei, denn du gehst.«

»Aha«, staunte sie.

»Weggehen, aus der Situation rausgehen, ist immer der erste Schritt! Solange du auf deinem Platz bleibst, bestimmt der Glotzer die Regeln. Du akzeptierst sein Verhalten und unterwirfst dich, auch wenn es dir nicht gut geht. Du bleibst passiv. Du reagierst genau so, wie er sich das vorstellt. In dem Moment, wo du aktiv wirst und das Feld räumst, ist sein Spiel aus. Weggehen bedeutet nicht, dass du fliehst oder dich als seine Beute betrachtest, sondern signalisiert: Ich bin aufmerksam und wachsam. Ich lasse mich nicht überraschen und behalte die Kontrolle der Situation. Die alleinige Chefin über mich – das bin ich selbst.«

»Und wenn er mir nachläuft?«

Ich schüttelte den Kopf. »Durch die Bahn? Nein, das ist sehr unwahrscheinlich. Denn dann würde er sich ja deinen Spielregeln unterordnen. Und das ist nicht in seinem Interesse.«

Isi lachte. »Schade, dass heute Samstag ist. Ich kann den Montagmorgen kaum abwarten. Ich mach das, echt!«

Isi hat es tatsächlich getan und sich einen neuen Platz gesucht – seit diesem Tag begegnete sie dem Glotzer nie wieder. Wahrscheinlich starrt er jetzt in einem anderen Waggon sein nächstes Opfer an.

Viele sagen in solchen Situationen:

Macht nichts.
Der hat es nicht so gemeint.
Das war bestimmt keine Absicht.
Der hat sich nichts dabei gedacht.
Ich bewerte das sicher falsch.
Eigentlich ist doch nichts passiert.
Ich darf da nicht so empfindlich sein.

Doch!

Seien Sie empfindlich. Gehen Sie davon aus, dass der andere es so gemeint hat, und zwar mit voller Absicht. Je schneller Sie merken, was abläuft, desto eher sind Sie außerhalb seiner Reichweite, draußen: in Sicherheit. Sie spielen nicht mit.

Wer sagt, dass Sie jeden Ball auffangen müssen, den Ihnen irgendwer zuwirft?

Gerade Frauen reagieren oft zu langsam, wenn es um die Einschätzung solcher Provokationen geht, und das hat zwei Gründe. Erstens sind sie meistens höflich. Sie wollen andere nicht vor den Kopf stoßen, weil das mit dem herrschenden Frauenbild kollidieren würde, dem sie unabhängig von ihrem eigenen Sicherheitsgefühl den Vorrang geben. Zweitens sind viele Frauen an fortwährende sexuelle Belästigungen gewöhnt. Die scheinen einfach dazuzugehören, ohne dass sie bewusst wahrgenommen werden: Da ist der Kerl, der sie im Bus in die Ecke drängt, der Pograpscher in der Disco, da sind anzügliche Bemerkungen, Blicke, Witzchen, körperliche Übergriffe, mal in die Haare fassen, über den Arm streichen, *boah, ist deine Haut weich.*

Macht nichts.

Doch, das macht was. Zumindest ein ungutes Gefühl, wie beschmutzt. Die wenigsten Frauen wissen, wie sie darauf reagieren sollen. Also ignorieren sie die Übergriffe, die sie gar nicht als solche bezeichnen würden. Es sind aber welche! Auch vom Gesetzgeber her: Pograpschen gilt als tätliche Beleidigung auf sexueller Basis und wird mit einer Freiheitsstrafe bis zu zwei Jahren oder einer Geldstrafe geahndet. Wenn Frauen diese Übergriffe ignorieren, vielleicht eingeschüchtert sind, nicht wissen, wie sie sich verhalten sollen, läuft es für den Grapscher super.

Gefällt dir doch, oder?

Wollen wir ihm das gönnen?

Auf keinen Fall!

Aber wie soll er merken, dass er ihr zu nah auf die Pelle rückt, wenn sie es nicht äußert?

Ich hab doch deutlich gezeigt, dass ich das nicht will. Ich bin ein Stück weggerutscht.

Damit erhöht die Frau den Spaß für den Provokateur. Er ist jetzt voll im Spiel, denn sie macht mit: rutscht weg. Es ist sein Spiel. Sie tanzt nach seiner Pfeife. Sie ist seine Puppe – und wollte dabei bloß höflich bleiben, so wie sie erzogen wurde. Eine gute Erziehung fruchtet jedoch nicht im Umgang mit derartigen Aggressoren! Die reagieren nicht auf bitte und danke. Und schon gar nicht auf Argumente wie: »Ich hab Ihnen doch gar nichts getan.«

Ist auch nicht nötig, Puppe. Ich bestimme, was hier gespielt wird. Und was du sagst oder meinst oder denkst: Das interessiert mich einen feuchten Dreck!

Sie bestimmen die Spielregeln:
Der erste Schritt ist immer: Weggehen!
Raus aus der Situation, in der Sie sich unwohl fühlen.

Die Masken der Macht

Wer andere in die Enge treibt, ihnen seinen Willen aufzwingt, sie erniedrigt oder lächerlich macht, wer andere demütigt, verletzt, ob körperlich oder seelisch, will Macht ausüben und unterwerfen. Deshalb sind Selbstbehauptung, Zivilcourage und das eigene Sicherheitsempfinden eng an Macht geknüpft. Im Grunde geht es um die Macht, die ein Täter genießt. Vorsicht: Nicht bloß der maskierte Bankräuber ist ein Täter! Hinter vielen scheinbar fürsorglichen Ehefrauen und Männern lauern Täter. Wer hellhörig ist, erkennt sie rasch an ihren herabwürdigenden Bemerkungen. Warum das so ist und wie Sie dem begegnen können, dazu später. An dieser Stelle wollen wir zuerst einmal die unterschiedlichen Facetten der Macht beleuchten. Sie kann ausgeübt werden durch:

- Verführung
- Mitleid
- Gewalt
- Blicke und Zeichen

»Mama, warum bist du so traurig?«, fragt der kleine Leo. Gleich wird ihn der Papa abholen, denn es ist der Besuchssonntag. Sie wollen in den Tierpark. Er freut sich sehr.

»Ich bin nicht traurig«, sagt die Mutter und schaut ihren Sohn lang und stumm an.

Auf einmal freut Leo sich gar nicht mehr. Und er hat ein

23

schlechtes Gewissen. Soll er nicht doch lieber bei der Mama bleiben? Obwohl er sich so auf den Papa freut?

»Mama, soll ich bei dir bleiben?«

»Nein, nein«, sagt die Mama und schaut noch trauriger.

Mit ihrem Verhalten bringt sie ihr Kind in ein Dilemma, was ihr nicht bewusst ist. Auch das ist ein Gesicht der Macht. Sie wird allerdings nicht ausgeübt durch die Anwendung von körperlicher Gewalt, sondern verbal und durch Gesten und Blicke, mit denen wir andere zu einem Verhalten manipulieren, das ihnen nicht entspricht. Und natürlich durch das Erzeugen von Angst.

Man muss niemanden mit dem Tod bedrohen – »Wenn du mir die Brieftasche nicht gibst, bring ich dich um« –, um in ihm Furcht zu erzeugen. Es reicht der Hinweis auf eine Bestrafung oder darauf, dass man sich lächerlich machen könnte: »Wenn du dein Zimmer nicht aufräumst, sage ich das dem Papa.« – »Wenn der Chef erfährt, wie lang diese Akte liegen geblieben ist, wird er wohl kaum erfreut sein.« – »Wenn du mit diesen Klamotten aus dem Haus gehst, lachen dich die anderen aus.« In ähnlicher Weise übt ein Täter Druck aus. Je nach Verfassung des anderen steuert er ihn mehr oder weniger in die Richtung, in die er ihn haben will. Bedrängt ihn. Oder macht ihm Angst. Der andere wird zu einem Verhalten gezwungen, das er eigentlich ablehnt.

Ein Ehepaar plant, in den Urlaub zu fahren. Er will in die Berge, sie ans Meer. Bedauernd schüttelt er den Kopf: »Also, wenn du ans Meer möchtest, dann weiß ich nicht, ob ich da mitkomme.«

Das könnte der Ehemann auch anders formulieren. Mit seinen Worten gibt er seiner Frau zu verstehen, dass sie alleine fahren soll, wenn sie ihre Ziele verwirklicht sehen möchte. Mit ihm zusammen klappt es nur, wenn sie tut, was er will.

Das sind doch nur Kleinigkeiten, oder? Nein! Es ist ein Beginn, den es frühzeitig zu unterbinden gilt. Wer der ersten Spielregel eines anderen zustimmt, obwohl er es eigentlich nicht will, wird auch die zweite abnicken: Wer A sagt, sagt auch B. Es ist ein weiter und dornenvoller Weg bis zu Z. Dort angelangt, hat sich ein Mensch aufgegeben.

Sabine und Fritz sind seit zwei Jahren ein Paar, trotzdem will Fritz allein zu der Hochzeitsfeier seines Freundes.

»Den kennst du doch gar nicht richtig«, sagt er zu Sabine.

»Aber ich bin auch eingeladen«, beschwert sie sich.

Fritz zuckt die Achseln. »Wenn du meinst, du musst unbedingt mit …«

»Ich überleg es mir.« Sabine fühlt sich plötzlich nicht mehr willkommen.

Sie entschließt sich dann aber doch, Fritz zu dem Fest zu begleiten. Es findet in einem kleinen Schlösschen statt, die Eltern der Braut sind spendabel. Plötzlich ist Fritz verschwunden. Sabine sucht ihn überall und findet ihn schließlich auf einer Parkbank im Garten: knutschend mit einer fremden Frau. Statt sich zu entschuldigen, beschwert er sich: Müsse Sabine ihn denn ständig kontrollieren … Die fremde Frau verlässt die beiden. Da bricht Fritz ein. Er sei im Job völlig überlastet, gesteht er mit Leidensmiene. Sein Chef habe ihn auf dem Kieker. Er könne gar nicht mehr klar denken. Die Frau habe sich einfach neben ihn gesetzt. Er kenne die gar nicht. Es gehe ihm einfach nicht gut in letzter Zeit. So jammert er eine Weile.

»Aber warum hast du mir nichts gesagt?«, fragt Sabine betroffen.

»Ich wollte dich nicht belasten«, erwidert Fritz.

»Du Armer«, sagt Sabine.

Meistens sitzt Herr Baumann am Steuer. Heute fährt ausnahmsweise seine Frau. Sie nähern sich einer Ampel. Herr Baumann sagt: »Die Ampel ist noch grün.« Damit will er ausdrücken:

Schleich nicht wie eine Schnecke durch die Gegend, gib Gas, damit wir bei Grün über die Ampel kommen.

Frau Baumann kann sich entscheiden, nicht darauf zu reagieren, was hinter seinen Worten lauert – sie kennt ihren Mann seit einem Vierteljahrhundert –, sondern auf die reine Sachinformation: Ja, die Ampel ist grün.

Frau Baumann verändert die Geschwindigkeit nicht.

Ihr Mann schnalzt geringschätzig mit der Zunge. Damit erzeugt er Stress bei ihr, erst recht, als sie vor der inzwischen roten Ampel warten müssen. »Hättest du mal auf mich gehört«, tritt er nach.

Ja, was dann?

Sie wäre zu schnell gefahren. Sie hätte sich gestresst gefühlt, denn sie hätte sich anders verhalten, als sie das wollte. Sie hätte ihren Sicherheitsbereich verlassen. Sie hätte … sein Spiel akzeptiert, sich verunsichert und unwohl gefühlt. Klarer Punkt für den Täter.

Verbale Gewalt findet häufig in Paarbeziehungen statt und scheint so »normal« zu sein, dass sie gar nicht als Aggression gewertet wird. Das ist sie aber. Oder wie sollte man den bissigen Kommentar eines Partners über seinen Liebsten in der Öffentlichkeit sonst werten?

»Na ja«, grinst der Mann in die Runde, als seine Frau den Gästen das Essen serviert. »In der Küche ist meine Frau keine Leuchte.«

Sie revanchiert sich beim Dessert. »Mein Mann hat nicht so ein Durchsetzungsvermögen wie andere.«

In meiner Eigenschaft als Opferberater habe ich sehr oft die Geschichte von der Verwandlung des Traummannes in den Albtraummann gehört. Diese Metamorphose geschieht nicht über Nacht. Sie kündigt sich deutlich an. Doch das haben die Frauen überhört. Manche wollten es gar nicht wahrhaben, andere waren nicht dazu in der Lage, es zu erkennen. »Beim nächsten Mal registriere ich die Alarmsignale«, versichern mir einige. Davon bin ich überzeugt, denn wenn man die Masche des Täters einmal durchschaut hat, fällt man kein zweites Mal darauf herein.

Wie aber soll man einen fremden Täter in die Schranken weisen, wenn man sich zu Hause alles gefallen lässt?

Sally und ihr neuer Freund Holger sitzen im Restaurant. Der Kellner kommt an ihren Tisch, um die Bestellung aufzunehmen. Holger weiß schon, was er essen will; Sally blättert noch in der Speisekarte. Da sagt Holger, mit einem Fingerzeig auf Sally, lachend zum Kellner: »Eine Blondine eben.«

Dies wäre der Zeitpunkt für Sally, sinnbildlich den Sitzplatz zu wechseln, also das Lokal und auch Holger zu verlassen. Bleibt sie, wird es schlimmer werden, denn Holger testet sie. Sie kennen sich erst seit drei Wochen. Wie weit kann er gehen? Wer A sagt, sagt auch B.

Aber Sally lacht mit. Das ist ihre Rolle. Man muss mitlachen bei einem solch schlechten, verletzenden »Scherz«, weil man sein bereits verlorenes Gesicht nicht noch einmal verlieren will. Man wird gezwungen, etwas zu tun, wonach einem gerade gar nicht der Sinn steht. So übt der andere Macht aus. Wie der Täter in der U-Bahn, der immer näher rückt. Er zwingt einen anderen dazu, das zu machen, was er nicht will.

Dies ist kein Beziehungsratgeber. Doch ich möchte Ihren Blick schulen. Wer sich im Beziehungsalltag, im sonstigen Privatleben oder im Kollegenkreis verunsichern lässt, wird auch bei Fremden kaum Grenzen aufzeigen können. Was diese schnell merken. Sie kommen näher und näher. Und Sie denken noch immer:

Ist ja nicht so schlimm.
Tut ja nicht weh.

Nein, falsch!

Hier gibt es nur eins: frühzeitig bemerken und stoppen. Aber um das realisieren zu können, muss man seine eigenen Grenzen kennen und wissen, wie man sie schützt.

Die persönliche Grenze ist kein Gartenzaun

Der Gartenzaun ist dafür da, das eigene Grundstück zu markieren. Er ist nicht zu übersehen, und die meisten Menschen akzeptieren ihn auch. Er signalisiert: Hier beginnt der Grund und Boden einer anderen Person. Der Zaun kann recht nah am Haus stehen oder weiter weg, manchmal so weit entfernt, dass man das Haus von der Straße nicht sehen kann. Mit der persönlichen Grenze ist es schwieriger als mit einer erkennbaren Begrenzung. Ihr Zaun muss nämlich durch Ihr Verhalten erst sichtbar gemacht werden, und zwar immer wieder aufs Neue. Es reicht nicht, am Montag auf der Fahrt zur Arbeit in U-Bahn-Waggon Nummer acht zu zeigen, wo die persönliche Grenze verläuft, in der Hoffnung, das reiche bis Freitag und in allen anderen Waggons, auch in der S-Bahn.

Wenn Sie Ihre persönliche Grenze festgesetzt haben, verändert sich Ihre Ausstrahlung. Potenzielle Täter nehmen Sie nicht mehr ins Visier. Denn sie registrieren sofort, dass Sie es ihnen nicht leicht machen. Wieso sollen sie sich an einer uneinnehmbaren Festung abkämpfen, wo es doch überall andere Opfer gibt, die deutlich erkennen lassen, dass sie sehr schnell zu verunsichern sind.

Grenzen sind subjektiv, bei jedem anders. Was der eine als Belästigung empfinden mag, ist für den anderen nicht mal der Rede wert. Während die eine Person einen Körperabstand von zwei

Metern zu seinen Mitmenschen bevorzugt, glaubt die andere, bei dieser Distanz in Isolationshaft geraten zu sein und sucht Nähe. Jeder legt seine Grenzen selbst fest. Ich möchte Sie ermutigen, sie aufrechtzuerhalten. Seien Sie achtsam! Passen Sie auf Ihre Grenze auf. Sie bekommen deutliche Signale aus dem Bauch oder von wo auch immer, wenn jemand Ihre Grenze überschreitet: Dann ist es nämlich mit dem Wohlgefühl aus. Vielleicht wird Ihnen heiß, ein Kloß breitet sich in Ihrem Hals aus, die Brust zieht sich zusammen, Sie geraten in Bedrängnis. Spätestens jetzt sollten Sie reagieren. Nicht indem Sie sich beschwichtigen. *Ist nicht so schlimm.* Sondern indem Sie den Platz wechseln. Wieso sollten Sie da bleiben, wo es eng für Sie wird? Gehen Sie dorthin, wo es angenehm für Sie ist. Eröffnen Sie Ihr eigenes Spiel, Ihren eigenen Raum.

Ihr Bauchgefühl stimmt. Immer. Vergessen Sie das, was Ihrer Meinung nach von Ihnen erwartet wird. Jemand hat sie beleidigt, Sie fühlen sich nicht richtig wahrgenommen oder zu Unrecht bezichtigt – in jedem Fall: Ihre Grenze ist verletzt worden. Das genügt. Reagieren Sie sofort, sonst dringen die Angreifer schon bald tiefer in Ihr Territorium vor. Wenn Sie auf Beschwichtigen setzen, ebnen Sie ihnen den Weg, das ist quasi eine Einladung: Rennt nur alle Grenzsteine um, willkommen, soll ich schon mal Kaffee aufsetzen?

Ihr Bauchgefühl stimmt. Immer. Vergessen Sie das, was Ihrer Meinung nach von Ihnen erwartet wird.

Fatalerweise ist vielen Menschen nicht bewusst, dass gerade ihr in bester Absicht besänftigendes und abwiegelndes Verhalten zu einer Eskalation führt. Sie wollen keinen Streit mit anderen provozieren – womöglich wegen einer Nichtigkeit –, und lenken ein. Ganz am Ende stellen sie vielleicht fest, dass sie im Streit mit sich selbst liegen, weil sie sich komplett anders verhalten haben, als es ihnen entspricht.

Sie haben etwas getan, was Sie nicht wollten. Sie haben zugesagt, fünf Kuchen für die Kindergartenfeier zu backen, den Schwager für vier Wochen in die eigene Wohnung aufzunehmen, am Sonntag zu arbeiten. Und als der Mann in der U-Bahn Sie fragt: »Wie heißt du?«, sagen Sie brav Ihren Namen. Auch wenn es nicht Ihr richtiger Name ist, fühlen Sie sich schlecht. Denn Ihr Name geht den Täter ja nichts an. Das wird Ihnen allerdings erst später klar. Mit der Nennung eines Namens setzten Sie auch ein Zeichen für die Umgebung: Derjenige, der zum Täter werden kann, ist dann kein Fremder mehr. Wir kennen uns. Das ist eine private Auseinandersetzung. Da mischt sich kein Außenstehender ein.

Bemerken Sie Angriffe frühzeitig, und nehmen Sie sie ernst!

Nein, Sie haben nicht falsch verstanden. Die Frau an der Kasse hinter Ihnen hat Sie wirklich gefragt, ob Sie sie vorlassen. Machen Sie sich jetzt keine Gedanken darüber, ob die Person es eilig hat. Sie haben es auch eilig. Vertreten Sie Ihre Rechte, nicht die von anderen. Sie können die Frau ja trotzdem vorlassen. Aber dann, weil Sie das so entschieden haben. Nicht, weil Sie überrumpelt wurden. Und wenn Sie Nein sagen: Entschuldigen Sie sich danach nicht. Es ist okay. Sie haben Nein gesagt. Die Kontinentalplatten werden sich nicht verschieben, nirgends wird ein Vulkan ausbrechen. Sie haben einfach nur Nein gesagt.

Weiter so!

Spielen Sie keine Spiele, die Ihnen nicht gefallen, gönnen Sie Aggressoren keinen Sieg. Stellen Sie Ihre eigenen Regeln auf! So ernten Sie Selbstbewusstsein, Sicherheit, Lebensfreude.

Mutprobe
Wechseln Sie den Platz

Wechseln Sie die Perspektive und den Sitzplatz: Wenn Sie das nächste Mal in öffentlichen Verkehrsmitteln unterwegs sind, sollten Sie das Platzwechseln schon mal üben. Tun Sie es nach jeder Station ohne ersichtlichen Grund: Sachen packen, aufstehen, anderen Platz suchen. Was einfach klingt, stellt für viele Menschen eine Überwindung dar, denn sie zerbrechen sich den Kopf darüber, was die Mitfahrer, die sie ja nicht brüskieren wollen, jetzt wohl denken.

Je nachdem, über wie viel Selbstbewusstsein – oder Selbstüberschätzung – ein Platzwechsler verfügt, kann er beispielsweise glauben:

- Die Mitfahrer befürchten, mit ihnen stimmt etwas nicht. Leiden sie möglicherweise unter Mundgeruch?
- Die Mitfahrer vermuten, mit dem Platzwechsler stimmt etwas nicht. Fährt der vielleicht schwarz?

Am besten, Sie machen sich gar keine Gedanken. Wechseln Sie den Platz und gehen Sie davon aus, dass es vielen Mitreisenden gar nicht auffallen wird. Sie könnten sich die Pole Position an der Tür sichern wollen, um einen Anschlusszug zu erreichen. Beobachten Sie, was in Ihnen vorgeht, wenn andere den Sitzplatz wechseln – wahrscheinlich weniger, als Sie befürchten.

Üben Sie den Platzwechsel so lange, bis er Ihnen in Fleisch und Blut übergegangen ist. In einer Notsituation kann Ihnen dieses Verhalten gute Dienste leisten. Es ist dann völlig normal für Sie, den Sitz zu tauschen und damit gegen die Spielregeln eines Aggressors zu verstoßen.

Und wer weiß, was für tolle Begegnungen sich nach dem Platzwechsel ergeben!

2 Auf Streife

380 000 Personen sind täglich auf dem Münchner Hauptbahnhof unterwegs. Sie arbeiten hier, trinken Kaffee, kommen an, steigen um, kaufen ein, fahren weg. Der Münchner Hauptbahnhof ist einer der sichersten Deutschlands, nun, er liegt ja auch in Bayern. Außer unserer Polizeiinspektion 16, der kleinsten Münchens, sorgen noch Bundespolizei und Deutsche Bahn für Sicherheit und Ordnung in und um den Bahnhof. Straftaten bahnen sich gelegentlich am Bahnhof an, was, wörtlich betrachtet, einer gewissen Logik folgt. Hier werden beispielsweise Drogengeschäfte vereinbart, die beteiligten Personen fahren daraufhin mit der U- oder S-Bahn, steigen zwei-, dreimal um und treffen sich dann zu ihrem verabredeten Handel, ehe sie zu ihrer Ausgangsposition zurückkehren. Am Bahnhof finden Täter außerdem eine riesige Auswahl an potenziellen Opfern. So kann es durchaus sein, dass sie hier jemanden ausspähen, dem sie durch die Stadt folgen, um ihn durch Provokation zu verunsichern und dadurch ein gutes Gefühl zu bekommen. Auch Raubdelikte oder Sexualstraftaten beginnen im Bahnhof, genauso Prostitution oder Waffenhandel. Bei 380 000 Menschen pro Tag ist die Wahrscheinlichkeit einfach höher als an anderen Orten, dass es hier gelegentlich zu Straftaten kommt.

Polizeiarbeit besteht nicht nur aus Repression, der Strafverfolgung, sondern auch aus Prävention, der Strafvereitelung. Das ist meine Hauptaufgabe am Bahnhof, überwiegend im Tagdienst und in Uniform, wobei ich die Kollegen manchmal auch abends, nachts und in Zivil unterstütze. Das ist dann gleich ein ganz anderes Arbeiten.

In Uniform stelle ich Autorität sichtbar dar. Ich mustere eine Gruppe junger Männer, sie haben alle Bierflaschen in der Hand und gehören zur Drogenszene. Nachdem sie erst so tun, als würden sie mich nicht sehen, trollen sie sich. Meine Uniform signalisiert denjenigen, für die das Macht- und Unterordnungsspiel tägliches Brot ist, wo oben und wo unten ist. Sie strahlt jene Autorität aus, mit der diese Kundschaft keinen Ärger haben will. Allein meine Dienstkleidung hat präventiven Charakter: Die Polizei ist da, überlegt euch, was ihr tut. Sonst ... Was unsere »Kundschaft« von einer dummen Idee abhalten mag – »Ich schmeiß mal meine Bierflasche auf die Straße, das knallt dann so schön und alle erschrecken« –, vermittelt anderen ein Gefühl von Sicherheit. Wer nicht von solchen Einfällen getrieben ist, braucht der Polizei nicht aus dem Weg zu gehen, da können wir uns sogar von unserer Schokoladenseite zeigen: als Freund und Helfer.

Ich suche einen Geldautomaten.
Wann geht der Bus zum Flughafen?
Wo kann man hier ein Fahrrad leihen?
Wie komme ich zum Viktualienmarkt?

Kein Wunder, dass mich manche meiner Kollegen schon mal »Infosäule« nennen. Mir macht das nichts aus. Ich bin gern unter Menschen, und als Kontaktbeamter ist das ohnehin meine Aufgabe. Ich trage auch gern Uniform, weil es das subjektive Sicherheitsgefühl der Menschen stärkt. Touristen, die vielleicht noch nie in München waren, kommen am Bahnhof an, stehen zuerst orientierungslos in der Gegend, dann entdecken sie einen Polizisten, stellen eine Frage, bekommen den Weg erklärt – und schon fühlen sie sich ein bisschen entspannter in der fremden

Stadt. Recht so! Je selbstsicherer sie sind, desto unwahrscheinlicher ist es, dass sie potenziellen Tätern auffallen – die nach einem unsicheren Opfer Ausschau halten.

Mein üblicher Tagesablauf im Revier beginnt mit dem Anlegen meiner Dienstkleidung und einer Tasse Kaffee in einem Stehcafé, wo mir von den Angestellten berichtet wird, wie die Nacht verlaufen ist, was so los war am Bahnhof in den vergangenen Stunden. Das zu hören ist etwas anderes, als es auf der Wache im Journal, unserer Vorgangsverwaltung, nachzulesen, was ich natürlich auch jeden Tag mache. Man erzählt mir, ob es zu Randale gekommen ist, ich erfahre, dass ein Putztrupp vergessen hat, den Keller abzuschließen, vertraut mir alle möglichen Sorgen und Nöte an. Einige davon notiere ich mir, um die Kollegen zu informieren: »Schaut doch bitte mal beim Kontrollgang heute Nacht, ob die Kellertüren beim Maier verschlossen sind.« Während ich meinen Kaffee trinke, erlebe ich auch so manchen Kurzfilm, oft mit derselben Handlung, nur die Schauspieler wechseln. Ein Pärchen betritt meine Stammbäckerei. Er geht rein, sie bleibt draußen, betrachtet die Auslage.

Er ruft über die Schulter zurück: »Warum kommst du nicht rein?«

Sie: »Will erst draußen schauen, was es so gibt.«

Er: »Glaubst du wirklich, dass draußen was anderes zu sehen ist als drinnen?«

An der Theke sucht er sich zwei Körnersemmeln aus. Sie überlegt noch; außer ihm und mir und der Verkäuferin ist niemand im Laden. Endlich kommt die Freundin herein.

»Na, heute noch?«, fragt er ruppig.

Sie nimmt irgendetwas, was ihr gerade ins Auge fällt, und erweckt den Eindruck, eigentlich gar nichts kaufen zu wollen. Er schüttelt über so viel Unentschlossenheit in Richtung Verkäuferin entschuldigend seinen Kopf. Ich schüttle insgeheim auch den Kopf, aber aus anderen Gründen: Weil er seine Freundin so abwertend behandelt und sie das völlig normal findet. Aber da ich uniformiert unterwegs bin, besteht keine Gefahr, dass hier etwas aus dem Ruder läuft. Alle sind schön brav.

Auf dem Revier findet jeden Morgen eine Lagebesprechung statt. Danach gehe ich häufig wieder auf Streife. Es kann aber auch sein, dass Vernehmungstermine anstehen oder anderweitige Aufgaben, die zu meinem Polizeialltag gehören. Aufgrund meiner Kurse und Seminare zur Zivilcourage bin ich öfter mit Vorbereitungen oder Weiterbildungen beschäftigt. Die Straße selbst ist allerdings die beste Schule – wenn man aufmerksam beobachtet. Und genau das tun wir jetzt. Folgen Sie mir unauffällig: Raus geht's, in die Szene am Münchner Hauptbahnhof.

Endstation Drogen

Nach siebzehn Jahren am Bahnhof kenne ich jede Ecke. Während meines Rundgangs halte ich auch Ausschau nach denen, für die dieser Ort ein Zuhause geworden ist. Zu solchen Menschen zählen Angelika und Franz. Angelika lebt seit vielen Jahren am Bahnhof. Meistens schläft sie vor der Apotheke. In ihrer Vergangenheit muss sie etwas Schreckliches erlebt haben, woran Männer beteiligt waren. Denn sie ist nicht gut auf Männer zu sprechen. Schnell fühlt sie sich bedroht und wird dann ausfallend.

Obdachlose Menschen haben ein schweres, hartes Leben, und das sieht man ihnen auch an. Sie altern rasch und erholen sich manchmal nur langsam von einer kleinen Unpässlichkeit wie einer Erkältung. Und dann sind sie plötzlich nicht mehr an ihrem Stammplatz. Keiner weiß, wohin sie verschwunden sind. Neue Gesichter tauchen am Bahnhof auf, es herrscht ein Kommen und ein Gehen. Manchmal frage ich mich, was aus Eberhard geworden ist. Jahrelang gehörte er zur Stammkundschaft am Bahnhof. Im Gegensatz zu vielen anderen war er finanziell gut gestellt. Monatlich erhielt er von seiner Familie aus Detmold 1300 Euro, die an eine Bedingung geknüpft waren: »Komm nicht zurück!« Leider wussten seine falschen Freunde, wann das Geld eintraf – und nahmen es dem gutmütigen Eberhard mit vielerlei Versprechungen und Tricks ab, sodass er schon wenige Tage nachdem Monatsersten nichts mehr besaß – wie alle anderen.

»Guten Morgen, Angelika«, grüße ich die am Boden Sitzende, wobei ich Abstand zu ihr halte. Sie soll sich nicht bedrängt fühlen. Eine Zigarette in der Hand, nickt sie mir zu. Angelika raucht immer, die Zigarette ist ihr elfter Finger.

»Alles in Ordnung?«, versichere ich mich.

»Passt schon«, lässt sie mich mit ihrer Reibeisenstimme wissen.

Ich verabschiede mich von ihr und gehe weiter. Es gefällt mir, dass viele der Ladenbesitzer am Hauptbahnhof einen Blick auf »unsere« Obdachlosen werfen. Ja, sie werden auch vertrieben, aber sie bekommen gelegentlich zu essen, und wenn einem Besitzer eines Geschäfts etwas Ungewöhnliches auffällt, verständigt er uns. Obdachlose Menschen haben dieses Leben gewählt. Wer lieber in einem Bett schlafen möchte, findet in München genug Angebote. Allerdings muss man sich dort an bestimmte Regeln halten, zum Beispiel bis 20 Uhr vor Ort sein, an Beratungsgesprächen teilnehmen, und es darf kein Alkohol mitgebracht werden. Nun sind aber die meisten der Obdachlosen alkoholabhängig.

Allerdings begegnen mir morgens um sieben auch sehr viele Männer mit Aktenkoffer und Krawatte, die also alles andere als obdachlos aussehen, und sich eine kleine Flasche Weinbrand kaufen, als Wegzehrung. Ein Pfefferminz hinterher, und ab in den Job. Auch drei, vier Weißbiere vor der Arbeit sind keine Seltenheit. Was man diesen Alkoholkranken nicht ansieht, noch nicht, oder nur, wenn man sehr genau in ihre Gesichter und hinter die glatt rasierten rosigen Wangen schaut. Anzug und Krawatte vernebeln das Bild obendrein. Alkoholismus ist kein Randgruppenproblem, aber am Bahnhof scheint es so, da sich hier gehäuft Obdachlose aufhalten.

In der Halle und unter den Vordächern können sie sich unterstellen, wenn es regnet, aufwärmen, wenn es kalt ist. Es fällt ihnen relativ leicht, ihren Alkohol- und Tabakkonsum zu sichern. Sie betteln oder fragen an den Verkaufsstellen. Wenn sie dort nichts erhalten, bleiben sie einfach stehen und vertreiben die Kundschaft mit ihrem penetranten »Parfum«. Dieser Plan klappt meistens, und sie bekommen ein Bier – mit der Auflage, es woanders zu trinken. Manchmal rufen die Geschäftsleute die Polizei. Die Obdachlosen trollen sich – und tauchen nach einer halben Stunde erneut auf. Das Spiel beginnt von vorne, wenn auch nicht mit demselben Geschäft – im Bahnhof gibt es genug Auswahl.

Doch wo ist Franz? In der Bahnhofsmission erfahre ich, dass Franz seit gestern eine Haftstrafe absitzt – bis November. Jetzt ist Frühsommer. Das ist bitter für ihn, er würde genau dann entlassen werden, wenn die wirklich harte Zeit für die Obdachlosen beginnt. Im Gefängnis gibt es keinen Alkohol, Franz würde also wieder mal einen Entzug machen. Seine letzte Entlassung aus dem Gefängnis hatte Franz mit einer Flasche Wodka gefeiert – endlich frei! Wider Erwarten hatte er so viel Alkohol nicht mehr vertragen. Mein Kollege Koko und ich sahen Franz nach langer Abstinenz zufällig an einer Ecke stehen und wollten ihn begrüßen. Er wirkte apathisch, salutierte nicht, wie er es sonst so gern macht. Koko und ich dachten, er schauspielere, um uns zu zeigen, wie schlecht es ihm im Gefängnis ergangen sei. Doch plötzlich flatterten Franz' Augenlider, und er sackte zusammen, rutschte an der Wand zu Boden, käsebleich im Gesicht, seine Gliedmaßen zuckten. Während Koko sich zu ihm beugte, verständigte ich den Rettungsdienst. Er traf zum Glück schnell ein, meistens ist ein Rettungswagen in der Nähe des Hauptbahnhofs. Am nächsten Tag erfuhr Koko von dem Sanitäter, der sich um den Ohnmächtigen gekümmert hatte: »Wenn ihr den Franz nicht angesprochen hättet, wäre der jetzt wahrscheinlich nicht mehr unter den Lebenden. Das war ziemlich knapp.«

Vor einigen Jahren saß in einem der Cafés im Bahnhof stundenlang ein Toter. Als die Kellnerin beim Schichtwechsel abkassieren wollte und dem schlafenden Gast an die Schulter tippte, kippte er vom Stuhl. Kein Schuss ins Herz, also kein Krimistoff, sondern ein natürlicher Tod beim Warten auf den Anschlusszug.

Im S-Bahn-Zwischengeschoss fällt mir ein Pärchen Mitte zwanzig auf. Die Frau lehnt mit dem Rücken an der Wand, der Mann dicht vor ihr. Mit erhobenem Zeigefinger redet er auf sie ein. Was er sagt, höre ich nicht, doch seine Körpersprache ist eindeutig aggressiv. Die Frau steht mit gesenktem Kopf vor ihm, in der Haltung einer Unterwürfigen. Das schaue ich mir eine Weile an. Als der Mann lauter wird und ich einige Satzfetzen verstehe, die auch bei wohlmeinender Auslegung nicht als freundlich zu bezeichnen sind, nähere ich mich den beiden.

»Grüß Gott. Gibt's Schwierigkeiten? Brauchen Sie Hilfe?«

Mein Auftauchen eint die beiden sofort. Ich habe nichts anderes erwartet. Die Polizei steht im Ruf, für Ruhe und Ordnung zu sorgen, in solchen Fällen sogar für noch mehr: Friede, Freude, Eierkuchen. Der Mann legt einen Arm um die Frau. »Nein.«

Ich wende mich gezielt an die Frau und erkundige mich bei ihr.

»Nein, nein«, versichert sie mir. »Wir gehören zusammen. Wir streiten nur. Wissen Sie, Streit ist wichtig für eine Beziehung.«

»Aber bitte nicht so laut und aggressiv«, weise ich die beiden an. »Sie wirkten eben, als würden Sie gleich handgreiflich werden.«

Die Frau verdreht die Augen und schüttelt den Kopf. Sie doch nicht! Ein Herz und eine Seele. Hand in Hand ziehen sie ab.

Die Polizei kann erst tätig werden, wenn etwas passiert ist oder jemand sich hilfesuchend an sie wendet. Wenn eine Person behauptet, alles sei in Ordnung, haben wir keinen Handlungsspielraum. In Pärchenstreits einzugreifen, ist schwierig, weil selbst eine bedrohte Frau vor der Polizei immer zu ihrem Freund halten wird: Nein, da war nichts.

Auch nicht, wenn sie ein Veilchen hat.

Da ist sie eben die Treppe runtergefallen, manche stolpern täglich.

Umso wichtiger ist es hier für uns, dass wir uns auf unsere Intuition verlassen: Sagt ein Opfer die Wahrheit oder lügt es aus Angst vor dem Täter?

Wie den Obdachlosen merkt man auch den Drogenabhängigen ihr hartes Leben an. Sie haben einen eigenartigen Blick, abwesend, kalt, manche nennen ihn tot. In einer Halle am Starnberger Flügelbahnhof – ein Gleisbereich, der zum Hauptbahnhof gehört – treffen sie sich häufig. Dass ich dort nicht gern gesehen bin, weiß ich. Macht mir aber nichts. Für Drogenabhängige gibt es vielerlei Hilfsangebote. Sie müssten ihre Lebenszeit nicht am Bahnhof verbringen, doch sie wollen es. Der Bahnhof verspricht ihnen Freiheit. Dass die Freiheit zu einem selbstbestimmten Leben hinter ihrer Sucht beginnt, können sie sich vielleicht gar nicht vorstellen. Je länger sie in der Szene unterwegs sind, desto mehr verblassen die Erinnerungen an ein Dasein ohne Drogen.

Der Bahnhof ist ein Privatgebäude, und die Deutsche Bahn möchte nicht, dass sich die Drogenabhängigen im Starnberger Flügelbahnhof aufhalten. In Ermangelung von Toiletten beziehungsweise von 70 Cent, die die Benutzung von sanitären Anlagen im Hauptbahnhof kostet, verrichten sie ihre Notdurft schon mal in Ecken. Nicht angenehm für diejenigen, die im Bahnhof putzen.

»Guten Morgen«, grüße ich die Gruppe mit dem Hund. Ich mag Hunde, auch dieses Kalb hier, das sich wie ein Berserker in die Leine wirft. Nicht umsonst trägt es einen Maulkorb, wie ich weiß. »Sie müssen den Bahnhof verlassen.«

Sie motzen ein bisschen und trollen sich dann. Am Vormittag ist der Ton meistens noch freundlich. Schwieriger wird es, wenn sie obendrein alkoholisiert sind. Ab dem frühen Nachmittag benehmen sie sich weniger einsichtig, oft widerspenstig, manchmal streitsüchtig.

Aggression mit Schuss: Alkohol

Alkohol verzögert die Wahrnehmung und Reaktion. Das sollte man einkalkulieren, wenn man mit Betrunkenen zu tun hat. Wenn ich einem Betrunkenen eine Anweisung gebe, etwa wegzugehen oder mir seinen Ausweis zu zeigen, dauert das eine Weile, bis die Ansage zu ihm durchsickert. Darauf muss ich mich einstellen, um eine Eskalation zu vermeiden. Es nutzt nichts, nachzusetzen, wenn er noch damit beschäftigt ist, die Bedeutung der ersten Aufforderung zu entschlüsseln. Die verzögerte Reaktion ist eines der wichtigsten Merkmale von Betrunkenen. Sie zu beachten, kann ausschlaggebend sein, damit sich eine Situation nicht verschärft. Alkohol enthemmt auch. Ein Mensch unter Alkoholeinfluss ist eher bereit, eine Grenze zu überschreiten, die er nüchtern nicht übertreten würde. Alkohol führt zu Selbstüberschätzung.

Prinzipiell unterteilt man Betrunkene in drei Gruppen:

1. Der Friedliche

Er fällt nicht weiter auf, liegt oft in einer Ecke und schläft einfach seinen Rausch aus. Oder sitzt mit glasigen Augen in der U-Bahn. Man sieht ihm deutlich an, dass er nur eines möchte: in Ruhe gelassen werden. Man kann sich vorstellen, wie sich sein Kater morgen anfühlt – und ist dankbar, dass man nicht in seiner Haut steckt.

2. Der Schmuser

Alkohol führt bei ihm zu einer extremen Anhänglichkeit und steigert sein Schmusebedürfnis. Außerdem wird er sehr mitteilungsbedürftig, lässt sich allerdings leicht in seine Grenzen verweisen. Manchmal ist er beleidigt, weil ihm keiner zuhören mag.

3. Der Enthemmte

Dieser Betrunkene neigt zu aggressivem Verhalten, er pöbelt oder rempelt andere an. Besser meiden, weggehen, nicht in seine Nähe begeben. Sollte es doch zu einem Kontakt kommen, unbedingt berücksichtigen, dass seine Aufnahmefähigkeit stark verzögert ist.

In dem Fall eines enthemmten Alkoholisierten mache ich eine deutliche Ansage: »Sie verlassen jetzt den Bahnhof, weil Sie betrunken sind und andere Leute belästigen.« Ich halte eine kurze Pause ein, in der das Gehörte durchsickern kann. Ist ja auch ziemlich viel Stoff zum Nachdenken drin: Aha, ich bin am Bahnhof. Aha, den soll ich verlassen. So, ich bin betrunken. Belästigen? Ich? Ja, Moment mal!

Wenn die Ansage keine Wirkung zeigt, braucht der Betrunkene Bilder. Man sagt, Alkoholisierte und Kinder sprechen die Wahrheit. Ob das so ist, weiß ich nicht, ich weiß aber, dass Betrunkene wie auch Kinder eine bildreiche Sprache besser verstehen können. Also zeige ich Konsequenzen auf: »Wenn Sie nicht damit aufhören, die Leute zu behelligen, und wenn Sie den Bahnhof nicht sofort verlassen, muss ich Sie in Gewahrsam nehmen und sperre Sie ins Gefängnis.«

Das Wort »Gefängnis« ist wichtig. Wenn das im Gehirn angelangt ist, begreift er. Da will er nicht hin. Auf keinen Fall ins Gefängnis. Was war das noch mal, was er tun muss, damit er nicht ins Gefängnis kommt? Weggehen! Und das macht er.

Natürlich können Sie keinen Betrunkenen ins Gefängnis sperren, aber Sie können es ihm vor Augen halten: »Sonst hole ich die Polizei, und die sperrt Sie ins Gefängnis.«

Ob der Betrunkene nun tatsächlich den Ort wechselt, hängt davon ab, wie überzeugend Sie wirken. Wie klingt Ihre Stimme? Laut, sicher und bestimmt? Oder zittrig? Trotz seines Zustands wird der Alkoholisierte erkennen, wen er vor sich hat. Also treten Sie klar, entschieden und selbstbewusst auf, und Ihr Gegenüber wird von dannen wanken.

Sie brauchen keine übermäßige Angst vor Betrunkenen zu haben. Am besten ist es, Sie meiden sie. Und sollte das nicht möglich sein, sagen Sie: »Lassen Sie mich in Ruhe.« Gegebenenfalls schieben Sie nach: »Wenn Sie mich nicht in Ruhe lassen, hole ich die Polizei. Die Polizei sperrt Sie dann mit Sicherheit in den Knast.«

Das sind zwei Reizworte in einem Satz: »Polizei« und »Knast«. Die Polizei kommt, selbst wenn es vielleicht eine Weile dauert. Und dann verzieht er sich. Murrend, natürlich. Sie aber haben ihm gezeigt, wo's langgeht. Üben Sie die beiden Sätze, auch wenn sie Ihnen lächerlich erscheinen. Es muss Ihnen dabei ja niemand zuhören ...

Der verlorene Junge

Die drei von Kopf bis Fuß schwarz gekleideten Frauen, eine davon mit Gesichtsschleier, entdeckten mich im selben Moment, in dem ich sie sah. Noch ehe ich begriffen hatte, warum sie mir aufgefallen waren, winkten sie mir schon zu. Ja, hier stimmte etwas nicht. Eine der Frauen zog einen kleinen blonden Jungen hinter sich her, der widerstrebend mitlief, immer wieder über seine Füße stolpernd. Die Frau mit dem Gesichtsschleier sprach am besten Deutsch. Sehen konnte ich sie zwar nicht, aber umso besser hören. Ich erfuhr, dass der kleine Junge in der Straßenbahn ganz hinten weinend in der Ecke gesessen hatte.

»Warum weinst du?«, hatte die Frau ihn gefragt.

»Ich habe meine Haltestelle vergessen.«

»Und wo sind deine Eltern?«

Daraufhin fing er noch heftiger zu weinen an. Kurz entschlossen nahmen die drei Frauen das Kind in ihre Obhut und stiegen an der nächsten Station aus – es war der Hauptbahnhof –, um es dort zur Polizei zu bringen. Die war ihnen nun in meiner Person bereits entgegengekommen. Da konnten sie den Jungen ja gleich bei mir lassen. »Auf Wiedersehen.«

Ich bedankte mich bei den Frauen, kniete mich zu dem Jungen hinunter und fragte ihn: »Wie heißt du?«

»Leopold«, erwiderte er. Sein kleines Gesicht war tränenüberströmt. Sogar seine blauen Augen wirkten wie ausgewaschen.

»Und wie noch?«

»Müller.«

Na super, dachte ich. Aber vielleicht wusste Leopold, wo er wohnte. Ich schätzte ihn auf vier, fünf Jahre, da konnte man so was schon wissen. Nein, wusste er nicht. Also nicht genau. »Bei der Kirche.«

»Wie heißt die?«

»Die wo immer so laut schlägt.«

»Alles klar, Leopold. Magst du mit mir auf die Polizeiwache gehen? Da können wir nachschauen, wo deine Eltern wohnen. Und eine Polizeimütze darfst du auch aufsetzen.«

Leopold strahlte. Sofort waren die Eltern nicht mehr wichtig. Wenn es um die Polizei geht, muss man einfach Prioritäten setzen, das war bei mir als kleiner Bub genauso gewesen.

Auf dem Weg zur Wache erzählte Leopold, dass er noch drei Geschwister hätte. Die Melanie und die Zwillinge. Die Zwillinge seien aber erst seit kurzem da. Und weil die so krank seien, hatte ihn die Mama nicht wie sonst zur Frau Häusler bringen können. Aber weil er doch schon so ein großer Junge sei, so hatte er seiner Mutter versichert, könnte er allein mit der Straßenbahn fahren. Nur eine Station. Und dann wäre er da. Leopold brach in Tränen aus. Er hatte die Station verpasst und sich dann gar nicht mehr ausgekannt.

»Und was machst du bei der Frau Häusler?«

»Reden lernen«, sagte er.

»Aha«, nickte ich.

»Weil ich kein S kann.«

»Aha.« Ich nickte noch einmal. Die Logopädin schien gute Arbeit zu leisten, ein Sprachfehler war mir nicht aufgefallen.

Kaum hatten wir die Wache betreten, versiegten Leopolds Tränen. Ich nahm ihn mit in mein Büro, setzte ihm eine Mütze auf, die ihm bis über die Nase rutschte, schenkte ihm ein Glas Limo ein und fragte, ob er die Telefonnummer von daheim wisse.

»Nein.«

»Und die Adresse wohl auch nicht? Nur dass du neben einer Kirche wohnst.«

Er nickte, überlegte. »Doch!«

»Was doch?«

»Ich weiß die Telefonnummer vom Papa, die Handynummer.«

»Super«, lobte ich ihn und nahm einen Kugelschreiber zur Hand.

»Eins«, sagte Leopold.

Das kam mir zwar merkwürdig vor, weil eine Handynummer mit einer Null beginnt, aber vielleicht hatte er die Null vergessen.

»Und dann?«

»Grüne Taste«, strahlte Leopold.

Es dauerte ein paar Sekunden, bis ich verstand. Das war die Kurzwahl.

»Darf ich mal in deinen Rucksack schauen?«, fragte ich ihn.

Er nickte.

In der oberen Tasche fand ich einen Zettel mit einer Telefonnummer und einer Bitte: *Liebe Frau Häusler, bitte rufen Sie mich gleich an, wenn der Leopold bei Ihnen angekommen ist. Vielen Dank und viele Grüße, Petra Müller.*

Ich rief Frau Müller an und redete wie immer in solchen Fällen sehr schnell, um meiner Gesprächspartnerin keinen Schreck zu versetzen – oder keinen weiteren, falls sie schon beunruhigt war.

»Schwandner von der Polizei am Hauptbahnhof. Wir haben den kleinen Leopold. Machen Sie sich keine Sorgen, er ist gesund und munter, er hat sich nur verlaufen. Alles ist in Ordnung.«

Vor Erleichterung fing die Mutter zu weinen an, denn natürlich hatte sie selbst schon mehrmals bei Frau Häusler angerufen, die keine Logopädin, sondern eine Osteopathin war, wie ich nun erfuhr. Frau Müller wollte ihren Mann schicken, um Leopold abzuholen, der ihn bereits suchte. Leopold wollte aber nicht heim, sondern auf der Wache bleiben, wie er seiner Mama erzählte. Dummerweise hatte ihm eine meiner Kolleginnen in Aussicht gestellt, dass er sich in ein Polizeiauto setzen dürfe. Welcher kleine Bub will da schon wieder raus?

Bei solchen Begegnungen geht mir jedes Mal das Herz auf. Das sind die schönen Seiten des Polizeiberufs: Wenn man unmittelbar helfen kann und nichts Schlimmes passiert ist.

Übrigens haben nicht alle Kinder ein so positives Verhältnis zur Polizei wie der kleine Leopold, und daran sind oft die Eltern schuld. Ein Siebenjähriger wollte nicht in die U-Bahn einsteigen, wehrte sich mit Händen und Füßen. Daraufhin wies sein Vater auf mich und sagte: »Wenn du nicht brav bist, nimmt dich der Onkel mit und sperrt dich ins Gefängnis.«

Ich hätte den Mann gern eines Besseren belehrt, doch schon sprang der Junge in die Bahn und die beiden fuhren davon.

Der vergessene Bruder

Die alte Dame war von auswärts angereist, um ihren Bruder, der in München im Krankenhaus lag, zu besuchen und ihm Wäsche zu bringen. Aber weil sie schon ein bisschen tatterig war mit fünfundachtzig, hatte sie unterwegs alles vergessen. Die Zimmernummer des Bruders, die Abteilung und auch den Namen des Krankenhauses. Gerade München wusste sie noch, die Endstation des Zuges.

Nach einer einstündigen Odyssee durch den Bahnhof wurde sie von einer jungen Frau zu uns gebracht. Mittlerweile war die ältere Dame völlig aufgelöst. Sie wohnte in einem 250-Seelen-Dorf im Bayerischen Wald und war erst dreimal in ihrem Leben in München gewesen. Bei der Hochzeit ihres Bruders, zum Oktoberfest, zur Beerdigung ihrer Schwägerin. Aber sie konnte uns ihren Namen sagen und den ihres Bruders, und es dauerte nicht lange, bis wir herausgefunden hatten, in welchem Krankenhaus er lag. Ich brachte die Dame persönlich zum Taxi, damit nicht noch einmal etwas schiefging, und reichte ihr einen Zettel mit dem Namen des Krankenhauses und der Zimmernummer des Bruders. Als sie ihre weichen Hände, auf deren Rücken Adern zu Flusslandschaften mäanderten, über meine legte und immer wieder stammelte: »Ach, ist das jetzt lieb von Ihnen, so viele Umstände, Herr Wachtmeister, ach, ist das lieb von Ihnen«, und gar nicht mehr loslassen wollte in ihrer Erleichterung, dass das große Abenteuer München jetzt doch noch gut ausgegangen war und sie jetzt gleich bei ihrem Bruder sein würde, dem letzten, den sie noch hatte, die vier anderen waren alle schon tot … Ja, das war einer jener Momente, die mir nah gehen. Ich müsste kein Polizist sein, um dieser alten Dame zu helfen, aber natürlich haben wir es bei der Polizei leichter, bestimmte Informationen zu beschaffen. Helfen wärmt das Herz, und ich glaube, so geht es vielen meiner Kollegen.

Das richtige Auftreten am Bahnhof zu finden, ist nicht einfach. Jedenfalls muss es zu einem selbst passen. Ein eher empathischer Charakter, der ständig versucht hart zu sein, wird auf die Dauer nicht glücklich werden, und ein Kollege, der alles relativ emotionslos durchdrückt, vielleicht ebenso wenig. Zu weich darf man nicht sein. Aber auch nicht ohne Mitgefühl.

Gerade am Bahnhof sind wir sehr oft mit Menschen in Extremsituationen konfrontiert. Sie haben keinen festen Wohnsitz, keine Papiere, sprechen womöglich keine europäische Sprache und sind ganz allein – Gestrandete.

Manche werden dann auch noch Opfer von Betrügern: Zwei junge irakische Männer tauchten ratlos auf der Wache auf. Sie sollten 100 Euro an die Bundespolizei bezahlen, es würde nämlich gegen sie ermittelt werden. Erst wenn sie diese Summe beglichen hätten, würde ihr Computer wieder funktionieren. Wir hatten schon mehrere solcher Anzeigen aufgenommen und an die Kollegen von der Kriminalpolizei weitergeleitet. Es war wieder einmal ein Trojaner unterwegs. Er entfaltete sich unter dem Logo der Bundespolizei: *Sie haben kinderpornografischen Inhalt aufgerufen. Ihr Computer bleibt solange gesperrt, bis Sie 100 Euro auf folgendes Konto überweisen …*

»Nix machen mit Kinder am Computer!«, versicherten die beiden Iraker und wollten wissen: »Müssen bezahlen?«

Ich schüttelte den Kopf. »Nein, das ist Lüge, Betrug.«

»Aha. Aha. Also bezahlen«, übersetzten sie.

»Nein, nix bezahlen«, stellte ich richtig.

»Ah, nix bezahlen.«

»Ja, nix bezahlen. Weil ist Betrug, ist Lüge.«

Ich hörte mir selbst beim Reden zu und schämte mich ein wenig. Wie so oft in solchen Situationen fiel mir der Russe ein, der mich vor einigen Jahren einmal gefragt hatte: »Warum reden du so schlecht?«

»Damit du mich besser verstehen«, hatte ich erwidert.

»Wenn du immer schlecht mit mir reden, ich kann nicht lernen Deutsch richtig.«

Da hatte der Russe natürlich recht.

Am Bahnhof sind Menschen verschiedenster Hautfarben und Nationalitäten unterwegs. Bahnhöfe und ihre Umgebung gelten allgemein als »Ausländerviertel«. Viele Menschen glauben zudem, dass die meisten Straftaten in Deutschland von Ausländern verübt werden. Auch wenn sie in der Kriminalitätsstatistik einen vorderen Rang belegen, ist da genauer hinzuschauen. Es gibt zahlreiche Straftaten, die Ausländern vorbehalten sind, die ein deutscher Bürger in seinem eigenen Land gar nicht begehen kann – zum Beispiel keine Ausweispapiere zu besitzen. Zu den Ausländerstraftaten gehören: illegale Einreise, unerlaubter Aufenthalt, Visum abgelaufen, ungültiger Reisepass.

Zieht man diese Straftaten ab, sind Ausländer genauso kriminell oder nichtkriminell wie Deutsche. Ausländerkriminalität findet ohne kriminelle Energie statt, wie es bei uns heißt. Ausländer kommen kaum mit dem Ziel nach Deutschland, eine Verbrecherlaufbahn einzuschlagen. Aber eine illegale Einwanderung führt häufig dazu, dass das Gesetz in der Folge weiterhin missachtet wird. Oft werden die illegal Geschleusten von ihren Schleusern zu kriminellen Handlungen gezwungen, um den Schleuserlohn abzuarbeiten. Aber fast alle, egal welcher Herkunft sie sind, wollen das Gleiche: ein Leben im Kreis ihrer Familie mit Freunden und netten Menschen, genug zu essen und ihre Kinder gesund aufwachsen sehen. Sie wünschen sich ein Dach über dem Kopf und Arbeit.

Auch wir wollen das, in Sicherheit und Frieden leben. Und genau das ist nahezu unmöglich für diejenigen, die illegal nach Deutschland einreisen. Selbst wenn sie bei Verwandten oder Freunden unterkommen, werden sie nur schwer Arbeit finden. Legale sowieso nicht. Kein Unternehmen kann sie ohne Papiere einstellen. So fehlt das Geld, den Lebensunterhalt zu bestreiten. Und wenn es noch so wenig ist, was sie brauchen. Mit dem Rücken zur Wand machen sie Dinge, die sie freiwillig nie getan hätten. So haben sie sich das alles nicht vorgestellt. Hinzu kommt die Belastung, dass häufig die gesamte Familie zu Hause, in ihrem Heimatland, auf eine bessere Zukunft hofft. Derjenige, der ins reiche Deutschland geschickt wurde, soll hart arbeiten und dann Geld schicken. In vielen Fällen müssen die Angehörigen sich für die illegale Migration verschulden, was oft zu einer jahrelangen Abhängigkeit von der Schleuserorganisation führt. Auf der Seite der Schleuser steht als oberste Priorität »gewaltiger« Gewinn, und die erwirtschafteten Erlöse werden häufig in andere Deliktsbereiche investiert: Waffenhandel, Drogenschmuggel. Dem deutschen Staat geht es in erster Linie um die Drahtzieher im Hintergrund, um die Logistik, Anwerbung, Ausbeutung. Zuwanderung zu reglementieren, ist trotz aller humanen Gründe notwendig, um die sozialen Systeme nicht zu überfordern.

Auf einem anderen Blatt steht das Schicksal der Geschleusten. Für sie ist es häufig, wie beschrieben, der erste Schritt in die Kriminalität. Es ist kaum möglich, dem Teufelskreis zu entkommen, erst recht nicht, wenn sie von kriminellen Abzockern bedroht werden: »Wenn du nicht tust, was wir dir sagen, kümmern wir uns um deine Familie.« Dass mit Kümmern keine Fürsorge gemeint ist, versteht sich von selbst.

Nicht alle Menschen, die sich illegal in Deutschland aufhalten, sind freiwillig hier. Junge Mädchen und Frauen werden oft mit falschen Versprechungen nach Europa gelockt oder sogar gekidnappt. Kaum an ihrer »Lieferadresse« abgegeben, werden ihnen die Pässe abgenommen. Von der seriösen Arbeit in einem Restaurant, der Kinderbetreuung oder der Altenpflege ist dann keine Rede mehr. Die Frauen werden zur Prostitution gezwungen. Für manche von ihnen beginnt die Hölle am Bahnhof, wenn sie ihrem Zuhälter ausgeliefert sind …

Das Wasserzeichen des Diplomaten

»Warum kontrollieren Sie ausgerechnet mich?«, werde ich oft gefragt, wenn meine Aufmerksamkeit einem Menschen gilt, der auf den ersten Blick als Nicht-Deutscher auszumachen ist. Wobei ich mich irren kann. Doch es gibt bestimmte Merkmale im Aussehen, an die ich mich halte. Aber auch da kann ich mich täuschen und derjenige, den ich überprüfe, hat einen deutschen Pass. Oder eben keinen. Sicher: Nicht jeder Kriminelle sieht aus, wie man sich einen Kriminellen vorstellt. Doch auf sein Bauchgefühl kann sich ein guter Polizist verlassen.

Das bayerische Polizeiaufgabengesetz gibt uns die Möglichkeit, am Bahnhof Personenkontrollen durchzuführen. Normalerweise braucht man dafür einen Anlass. Eigentlich sah der Mann unauffällig aus. Mitte vierzig, heller Anzug, Trolley, sicher ein Deutscher. Aber mein Bauchgefühl meldete sich. Also steuerte ich ihn an: »Grüß Gott, Personenkontrolle, Ihren Ausweis bitte.«

Murrend griff er in seine Brusttasche. »Was soll das? Ich habe es eilig. Wissen Sie überhaupt, mit wem Sie es zu tun haben?«

»Noch nicht«, sagte ich.

Er wedelte mit einem weinroten Dokument mit Goldprägedruck »CD« vor meiner Nase herum. Ein Diplomatenpass, Corps Diplomatique.

»Kann ich jetzt weiter?«

»Bitte geben Sie mir den Pass.«

Genervt drückte er ihn mir in die Hand. »Ja, ja, schauen Sie ihn sich nur an. Damit Sie was lernen. So oft werden Sie solch ein Papier ja wohl nicht in die Hand bekommen, hab ich recht?«

Kommentarlos blätterte ich in dem Dokument. Tonga. So ein Zufall. Erst neulich hatte ich eine Reportage darüber im Fernsehen gesehen. Wo lag das gleich noch mal?

»Wo liegt Tonga eigentlich?«, fragte ich den Mann.

»Ha! Typisch Polizeibeamter. Keine Allgemeinbildung. In Afrika, das weiß doch jedes Kind.«

»Hm«, machte ich. Denn wenn ich auch im Moment nicht genau wusste, wo sich Tonga befand, so war ich mir sicher, dass das Land eben kein afrikanischer Staat war wie etwa Togo.

»Ich hätte eigentlich gedacht«, sagte ich, »Tonga sei ein Inselstaat.«

»Fidschi, oder was?«, höhnte der Mann und streckte die Hand nach seinem Pass aus.

»Wir können ja auf der Wache nachschauen, wo Tonga liegt.«

»Das weiß ich! Besser als Sie! Was soll das! Glauben Sie, ich wüsste nicht, woher ich komme?«

»Das kann ich nicht beantworten«, sagte ich. »Aber ich glaube, Ihnen ist nicht bekannt, wo sich Tonga befindet.«

Er wusste es tatsächlich nicht, wie wir auf der Wache feststellten. Einer meiner Kollegen, ein Spezialist für Fälschungen, nahm sich den Pass vor und nickte mir dann zu. Meine Intuition hatte mich auf die richtige Spur geführt. Der Pass war nicht echt.

In seiner aufsteigenden Blässe verlor der angebliche Diplomat sein Wasserzeichen. Die Kollegen kümmerten sich weiter um ihn, während ich meine Streife am Bahnhof fortsetzte.

Kurz vor dem Bahnhofsplatz lief ich einem Junggesellinnenabschied in die Arme. Da gab es kein Entkommen. »Herr Polizist, einen Kuss bitte.«

Ich versuchte alles. Doch gegen das Dutzend junger Damen kam ich nicht an. Die Braut schaute schmunzelnd in einen kleinen Taschenspiegel und malte sich die Lippen extra dick knallrot an, was sonst. Dann gab sie mir einen dicken Schmatz auf die Backe. Ihre kichernden Freundinnen dokumentierten dies fotografisch.

»Jetzt fehlt nur noch einer«, ließen sie mich wissen, »dann haben wir hundert Küsse voll.«

Während ein mitfühlender Passant mir grinsend ein Tempo-Taschentuch reichte und seine Frau mir Anweisungen gab: »Weiter oben, rechts, ja«, sah ich, wie sich die jungen Frauen Ferdinand näherten, einem unserer Obdachlosen, der damit beschäftigt war, Kippen einzusammeln. Ferdinand hebt jedes Papierfitzelchen auf, das herumliegt. Er will, dass »sein Bahnhof« sauber bleibt. Lachend umringten ihn die jungen Frauen. Ferdinand wusste gar nicht, wie ihm geschah, als ihm ein knallender Kuss auf die Backe gedrückt wurde. Noch eine Stunde später trug er den Kussmund wie ein Kompliment im Gesicht.

Mutprobe
Unterwegs in Uniform

Ziehen Sie, bevor Sie das Haus verlassen, eine imaginäre Polizeiuniform an. Stellen Sie sich vor, Sie wären nun für alle Menschen, die Ihnen begegnen, als eine Person zu identifizieren, die über gewisse Befugnisse verfügt. Vielleicht spüren Sie das sanfte

Schlagen der Waffe an Ihrer Hüfte, vielleicht klappern die Handschellen am Gürtel? Gehen Sie im Bewusstsein, eine Autoritätsperson zu sein, durch die Öffentlichkeit. Tragen Sie den Kopf hoch und atmen Sie ruhig.

Klappt noch nicht?

Dann bereiten Sie sich vor: Singen Sie zur Lockerung der Stimmbänder und zum Selbstbewusstseinstraining morgens im Bad. Sagen Sie tagsüber Nein zu Menschen, vor denen Sie Respekt haben, zu Ihren Chefs, zu Kollegen: »Nein, du kannst nicht im Auto mitfahren.«

Und dann schlüpfen Sie noch einmal in Ihre imaginäre Uniform. Achten Sie auf Ihre Körperhaltung. Gehen Sie durch Menschenansammlungen in einer Weise, dass andere Ihnen ausweichen. Es gelingt Ihnen ohne Miesepetermiene, ohne Fluchen, ohne Aggression, ohne Gewaltanwendung. Die anderen machen Ihnen Platz, weil sie Ihre natürliche Autorität wahrnehmen.

Wenn das funktioniert, können Sie die imaginäre Uniform ablegen. Sie brauchen Sie nicht mehr: Jetzt können Sie in Zivil auf Streife gehen.

3   Wie Täter ticken

Stefan überquert den Bahnhofsplatz. Er ist schlecht drauf heute. Eigentlich ist er immer schlecht drauf. Aber heute ist er besonders schlecht drauf. Um elf Uhr soll er auf dem Arbeitsamt erscheinen. Die wollen ihn wieder mal fertigmachen. Die Ärsche da. Haben ja nichts Vernünftiges zu tun. Sesselfurzer. Die meinen wohl, sie wären was Besseres. Bloß weil er keine Ausbildung hat. Da glauben die auf dem Amt, sie könnten ihm sagen, wo es langgeht. Doppelnullen.

Im Backshop will Stefan sich eine Butterbreze holen, bevor er zu diesem Misttermin muss. Es kotzt ihn total an, dass er kein Bier trinken kann. Sonst macht ihn der Arsch im Amt wieder an, von wegen Fahne am Vormittag und so. Der hat ihm jetzt schon den Tag verdorben, dieser Spießer. Wütend betritt Stefan den Backshop. Die Verkäuferin schreckt hoch, schaut ihn an.

»Eine Butterbreze«, bestellt Stefan.

»Entschuldigung, ich war vor Ihnen dran.«

Erst jetzt nimmt Stefan den Fuzzi an der Theke wahr. Der könnte glatt vom Arbeitsamt sein. Anzughose, Hemd, Pullunder darüber, Brille. Auch so 'n Besserwisserverschnitt. Von dem lässt sich Stefan ganz bestimmt nichts sagen. Er will eine Butterbreze. Jetzt. Und die kriegt er auch. Die Verkäuferin macht schon mit der Zange rum in Richtung Brezen. Sie hat sofort erkannt, wer hier das Sagen hat. Das gefällt Stefan. Die ist 'ne Checkerin, die hat den Durchblick. Im Gegensatz zu dem Spacko. Stefan mustert den Mann neben dem Tresen. Der scheißt sich gleich in die Hose.

Die Verkäuferin tütet die Breze ein und reicht sie Stefan. »Einszwanzig«, haucht sie. Stefan nickt. Frauen stehen auf Macher. Die mögen das. Hey! Was geht denn da ab? Der Spacko mischt sich ein: »War das nicht meine Breze?«, fragt er die Verkäuferin und legt einen Euro und zwanzig Cent in die Geldschale.

Hat der nicht mehr alle? Stefan ist empört. Das ist seine Breze! Jetzt reicht's ihm aber. Das muss er sich nicht bieten lassen von so 'nem Vollversager. Mit zwei Schritten ist er dicht bei ihm, baut sich vor ihm auf, stiert ihm in die Augen. »Was hast du gesagt?«

Das Gesicht des Spackos glänzt. Er schwitzt. Stefan rückt noch näher.

»Nichts, nichts«, beeilt sich der Versager zu versichern.

»Hä?«, fragt Stefan, dem das Ganze nun richtig Spaß zu machen beginnt.

»Nichts«, wiederholt er. Seine Stimme zittert.

Stefan wartet eine Weile. So als müsste er überlegen. In einer wahnsinnig wichtigen Angelegenheit überlegen. Der Spacko schwitzt weiter. Richtig eklig sieht der jetzt aus. »Dann hast du aber Glück gehabt«, sagt Stefan schließlich gedehnt, schnappt sich die Butterbreze, die auf der Theke liegt, geht in Richtung Tür, dreht sich dort um, grinst. »Hättest mich echt nicht einladen müssen. Ich hab selber Geld. Aber merci für die Breze.«

Gut gelaunt schlendert Stefan weiter. So schlecht ist der Tag doch gar nicht. Eigentlich ein Supertag.

Für Peter ist dieser Tag ab sofort gestorben. Am liebsten würde er ihn vergessen, für immer. Doch er weiß, dass er ihn lange nicht aus dem Kopf bekommen wird. Er ist zutiefst deprimiert. Eigentlich ist er unterwegs zu einem Vorstellungsgespräch. Aber er kann genauso gut nach Hause fahren. In seinem Zustand kriegt er nicht mal einen Job als Kloputzer. Er ist unten. Ganz tief unten.

Er würde gern aus dem Backshop rausrennen. Doch die Blöße will er sich vor der Verkäuferin nicht geben, die bereits eine zweite Butterbreze eingetütet hat. Peter hat nur noch einen Fünf-Euro-Schein. Während die Angestellte hinter dem Tresen ihm das Wechselgeld in die Hand drückt, sagt sie: »Das war wirklich ein unmöglicher Mensch. Gott sei Dank ist nicht mehr passiert.«

Peter merkt, dass sie ihm helfen will. Aber sie macht alles nur noch schlimmer. Er ist doch ein Mann. Er hätte irgendetwas tun sollen. Aber was? Gut, dass seine Freundin nicht dabei war. Undenkbar, der Widerling hätte die so angestiert wie ihn. Er war in der Situation wie gelähmt gewesen. Wenn er schon nicht für sich selbst einstehen kann, wie soll er dann seine Freundin beschützen? Das wird doch wohl erwartet von einem ganzen Kerl. Der er nicht ist.

»Servus«, verabschiedet er sich von der Verkäuferin. Nie wieder wird er hier einkaufen. Überhaupt wird er den Hauptbahnhof ab sofort meiden. Großräumig. Niemandem wird er von dieser Niederlage erzählen. Höchstens ein bisschen, in Andeutungen. Denn er schämt sich in Grund und Boden. Und es hilft ihm leider nichts, wenn er sich immer wieder sagt, dass nichts geschehen ist. Dass es eigentlich noch mal gut ausgegangen ist. Es hätte auch alles viel schlimmer kommen können. Aber er mag sich selbst nicht mehr. Und als ihn seine Freundin abends fragt, was mit ihm los sei, weicht er aus. Und später ranzt er sie richtig an. Das hat er noch nie gemacht, und es tut ihm sofort leid. Er will das nicht. Aber er ist einfach schlecht drauf. Was hat diesen Typen dazu bewogen, ihm so zu begegnen? Er hat ihm doch nichts getan, gar nichts! Er war im Recht. Er war zuerst im Laden, es war seine Breze, er war dran gewesen.

»Warum macht der das?«, ist eine der in unseren Polizeikursen zur Zivilcourage und Selbstbehauptung am häufigsten gestellten Fragen. Warum drängelt sich der vor, warum belästigt der die Leute, warum pöbelt der rum, warum hat der zugeschlagen, warum hat der mich in die Enge getrieben?

Ich hab dem doch nichts getan!
Ich habe ihn nicht mal angeschaut!
Ich war doch vor ihm an der Reihe!
Warum verhält der sich so?

Vergessen Sie die Fragen. Die bringen Sie nicht weiter, im Gegenteil. Sie fangen schon wieder an, sich den Kopf für andere zu zerbrechen. Und nach Erklärungen zu suchen, die auf einer Lösung im normalen gesellschaftlichen Umgang gründen. Dem Täter sind solche Lösungen egal. Sie brauchen ihm nicht zu erklären, dass Sie vor ihm dran sind. Das interessiert den Täter nicht. Er spricht eine andere Sprache als Sie. Denken Sie nicht über ihn nach. Genauso gut können Sie darüber nachdenken, warum am Himmel vorbeiziehende Wolken diese oder jene Form annehmen. Einmal wie ein Lämmchen, einmal wie ein Löwe, dann ein lang gezogenes Gebirge. Ja. Das ist so. Und Punkt.

**Machen Sie sich keine Gedanken, warum der Täter so ist,
wie er ist, und was er will. Richten Sie Ihr Augenmerk auf das,
was Sie wollen. Und handeln Sie danach.**

Viele Täter begnügen sich mit der Ausübung von Macht. Andere stellen gewisse Forderungen. Wollen eine Zigarette, einen Euro oder gleich das gesamte Portemonnaie. Aber primär und immer geht es um Macht, Dominanz und Kontrolle. Vergessen Sie das nie! Es wird Ihnen bei Ihrer Karriere als Spielverderber helfen.

Macht macht Spaß

Und sie ist leicht zu erlangen. Zum Beispiel durch das Verbreiten von Angst. Derjenige, der Macht benötigt, um sich gut, wichtig, potent zu fühlen, giert danach: Die Macht hilft ihm raus aus seiner Bedeutungslosigkeit. Mit ihr ist er wer. Sonst ist er nämlich nur ein Würstchen. Ohne Macht ist er ganz klein. Deshalb braucht er sie so dringend. Er ist süchtig nach Macht. Er will Chef der Situation sein. Leider klappt das nicht von selbst. Wer hat schon Respekt vor einem Würstchen. Also muss er Angst säen, um Macht zu ernten. Und zu dem guten Gefühl zu kommen, er ist wer. Er ist oben. Yessss!

Dann merkt keiner mehr, dass es bei ihm am überzeugenden Auftreten hapert, dass er vielleicht keinen Schulabschluss hat, seine Eltern, weil sie Hartz-IV-Empfänger oder Professoren sind, sich nie um ihn gekümmert haben, es ihm an Charisma und der natürlichen Autorität einer Führungspersönlichkeit mangelt. Eine Führungsperson will er aber schon sein. Muss er sein. Für sein gutes Gefühl. Das will er dringend haben. Und es ist ja so easy! Einmal in die Runde gebrüllt – und schon kuschen alle. Haben Angst. Schön! Jetzt bin ich wichtig! Alle schauen auf den Boden. Alle scheißen sich in die Hosen. Da brüll ich doch mal rein. Da kommt Stimmung auf!

»Ich hab Ihnen doch nichts getan.«

Super, die spielt mit! Da will ich ihr doch gleich mal gründlich Bescheid stoßen, was sie mir getan hat. Gefällt mir der Fummel, den sie trägt? Nee! Muss ich mir das bieten lassen, dass ich mir auf der Straße Weiber anschaue, deren Klamotten mir nicht gefallen, muss ich das? Das frag ich die jetzt doch gleich mal: »Hey du, wie scheiße siehst du überhaupt aus?«

Wie ging es Ihnen beim Lesen dieses deftigen Absatzes, in dem der Herr unzufrieden mit der Kleiderwahl der Dame war? Haben

Sie geschmunzelt, gefeixt? Das sollte Ihnen zu denken geben: Macht ist überaus verlockend. Der Machtmissbrauch schleicht sich ein, oft, ohne dass wir es merken. Machtmissbrauch ist eine willkommene Abwechslung, wenn man normalerweise stets politisch korrekt die gesellschaftlichen Kommunikationsregeln befolgt, die für Aggressoren nicht gelten. Darauf beruht auch ihr Erfolg: Weil wir nicht an diesen Umgang gewöhnt sind. Und je mehr wir auf unsere Verhaltensnormen beharren, umso mehr befeuern wir den Aggressor. Der freut sich darüber, wenn wir brav bleiben: Da läuft er zur Hochform auf.

In unseren Kursen zur Zivilcourage und Selbstbehauptung arbeiten wir mit Rollenspielen. Da wird eine derbe Sprache gesprochen. Nach dem ersten befremdlichen Zusammenzucken haben manche Teilnehmerinnen und Teilnehmer unverhohlen Spaß daran, die Sau rauszulassen.

Unvergessen ist mir eine Gruppe von Psychologinnen und Psychologen. Beim Rollenspiel im Seminar besteht das »böse Paar« aus meiner Kollegin Diane und mir – wir leiten die Kurse im Team – und einem Teilnehmer beziehungsweise einer Teilnehmerin. Am Ende der Einlage gestand die Psychologin, die an unserer Seite die Fahrgäste in einem Bus »aufgemischt« hatte: »Also, mal ganz ehrlich: Ich fand das jetzt total super, den anderen zu zeigen, wer hier die Chefin ist.«

Im ersten Moment glaubte ich, sie hätte das ironisch gemeint. Dann merkte ich, dass es ihr voller Ernst war. Sie war so verstrickt in den Fängen der Macht, an denen sie nur geschnuppert hatte, dass sie ihr eigenes Vorgehen nicht einordnen konnte. Als Psychologin! Aber: Über den eigenen Tellerrand zu schauen, ist ja bekanntlich immer am schwierigsten.

Die Kursteilnehmerin verdeutlichte: Täter sein macht Laien Spaß, wenn sie sich im geschützten Rahmen sicher fühlen. Die Psychologin wusste, dass ihr nichts passieren kann, und genoss es umso mehr, anderen von oben herab eins mitzugeben. Sichtbar wurde hier auch die fatale Konstellation: Der Täter wähnt sich oben und sieht sein Opfer ganz tief unten. Die Hierarchie legt der Täter fest, es ist seine Perspektive: Oben ist da, wo ich bin.

Macht ist verführerisch. Doch nicht jeder, der zum Chef befördert wird, spielt sie auch aus. Die Frage ist immer: Wie gehe ich mit meiner Macht um? Natürlich gibt es Menschen, die mehr Macht besitzen als andere, weil sie Entscheidungen fällen, die alle betreffen. Aber wie tun sie das? Nutzen sie ihre Macht, um Angst zu entfachen? Nutzen sie sie, um Grenzen zu verletzen?

Ein Täter, wie er im Fachbuch steht, ist fixiert darauf, Grenzverletzungen zu begehen. Das ist sein Hobby, seine Leidenschaft, und mehr noch: eine Notwendigkeit. Sonst merken die anderen ja, dass er nur ein Würstchen ist und als solches ganz unten. Damit das nicht passiert, übt er Macht aus, verbreitet Angst und Schrecken. Wenn alle mitspielen, ist er oben. Ohne die Kooperation der anderen käme er niemals nach oben.

Übrigens muss der Täter nicht arbeitslos wie Stefan sein, er kann auch Sachbearbeiter oder Arzt sein. Er muss auch nicht unbedingt männlich sein. Er kann genauso gut eine Sie sein, eine erfolgreiche Abteilungsleiterin. Niemandem fehlt die »Qualifikation« zum Täter, denn wir sind Menschen mit Stärken und Schwächen, was sich ebenso beim Mobbing zeigt. Und das fängt im Kindergarten an und hört im Seniorenheim noch nicht auf.

Viele Menschen lassen sich von Macht verführen. Oder sie verwechseln Macht mit Stärke, was aber nichts miteinander zu tun hat. Stärke lässt einem anderen Menschen Freiheit. Stark sein heißt selbstbewusst sein. Wer stark ist, fördert die Selbstentfaltung anderer und freut sich daran. Wer Macht ausübt, hat Angst davor, wenn andere sich entfalten, denn dann verliert derjenige ja an Einfluss und Kontrolle. So funktionieren autoritäre Staaten und Familien. Wer Macht ausübt, offenbart seine Minderwertigkeitsgefühle und verfügt über zu wenig Selbstbewusstsein, um andere allein durch sein Sosein, seine Persönlichkeit und sein Auftreten zu überzeugen und an sich zu binden.

Kontrolle kickt

Für den Täter ist es enorm wichtig, Kontrolle über sein Umfeld oder sein Gegenüber zu behalten, nur dann weiß er sich sicher. Als jemand, der sich klein fühlt, hat er Angst. Sein Selbstbewusstsein tendiert gegen null. Im Grunde genommen fürchtet er sich vor anderen, die ihm alle überlegen sind. Das gefällt ihm nicht. Also muss er sich künstlich größer machen, aufpumpen, und dazu wählt er keinen sozial verträglichen Weg – Persönlichkeitsentwicklung wäre eine Möglichkeit –, sondern einen aggressiven. Der Täter verschafft sich Selbstbewusstsein durch die Unterdrückung anderer, die er somit kontrolliert. Jetzt wähnt er sich oben, die anderen unten, er mimt den Chef.

Täter = Würstchen

Vielerlei traurige Kindheitsgeschichten führen zu Minderwertigkeitsgefühlen bei den Betroffenen und dem Versuch, sie mit Macht zu kompensieren. Täter stammen häufig aus einem dissozialen Umfeld, aus einer aus dem Gleichgewicht geratenen Familie. Was nicht bedeuten muss, dass dieses Umfeld in der Unterschicht beheimatet ist. Auch gut situierte Eltern können ihrem Kind zu wenig Sicherheit vermitteln, um zu einem psychisch gesunden Menschen heranzuwachsen. Die Frage nach dem Warum blende ich in diesem Buch aus, denn sie behindert uns auf dem Weg zu einem couragierten und selbstsicheren Verhalten Aggressoren gegenüber. Hier geht es nicht um die Biografie des Täters, sondern darum, wie wir am besten und sichersten und somit erfolgreich auf Machtausübende reagieren. Es geht um unsere eigene Biografie als verantwortungsvolle, mutige Menschen mit Zivilcourage, die sich nicht von Würstchen einschüchtern lassen.

Warum ich sie Würstchen nenne? Weil in jedem Täter ein Würstchen steckt, sonst wäre der Täter kein Täter geworden, der Opfer braucht, um sich gut zu fühlen. Und Würstchen auch deshalb, weil so die Täterkonsistenz, wie sie die Polizei landauf, landab Tag und Nacht zu Gesicht bekommt, am besten beschrieben ist. Täter sind nur im Fernsehen stark – und wenn sie Opfer gefunden haben, die mitmachen. In Wirklichkeit handelt es sich bei ihnen um schwache, weiche, nachgiebige, sich selbst bemitleidende Zeitgenossen. Das möchte ich Ihnen mit dem Begriff »Würstchen« immer wieder ins Gedächtnis rufen. Diese realistische Einschätzung Ihres aggressiven Gegenübers wird Ihnen dabei helfen, ihnen so zu begegnen, dass Sie und andere nicht zum Opfer werden. Wenn Sie das Würstchen im Aggressor erkennen, schützen Sie sich und andere.

Also hören Sie damit auf, Täter zu überhöhen. Und stellen Sie sich bitte auch nicht die Frage, warum die so sind. Die Frage nach dem Warum ist nicht lösungsorientiert, sondern problemorientiert. Besser:

Wie komme ich aus der Situation heraus?
Wie sehen meine Möglichkeiten aus?
Wie kann ich mich verändern?
Wie kann ich sicherer auftreten?

Wenn der Täter Kontrolle über andere erlangt, ist er da, wo er hinwill: oben. Kontrolle gibt ihm Sicherheit, die dem Würstchen naturgemäß fehlt, das jederzeit auf einem Grill enden könnte. Ein Täter muss anderen Angst machen, um seine eigene Angst zu reduzieren. Als jemand, der schwach ist, sucht er sich logischerweise »Opfer« aus, von denen er annimmt, dass sie schnell einzuschüchtern sind und ihm nichts entgegenzusetzen haben. Er sucht sich solche aus, bei denen er glaubt, leichtes Spiel zu haben. Stößt er auf Widerstand, lässt er meistens von seinen Opfern ab und sucht sich eine bessere Gelegenheit, Chef zu spielen. So ein armes Würstchen, denken Sie jetzt vielleicht. Aber bloß kein Mitleid! Denn das ermöglicht dem Täter nur noch raffiniertere Methoden der Manipulation.

Ich bin auf Ihrer Seite, nicht auf der des Täters. Mich interessiert Ihre Sicherheit, die objektive und die subjektive. Ich will, dass Sie sich sicher fühlen. Deshalb bleiben die erzieherischen Tipps für einen geläuterten Lebensweg eines Täters hier auf der Strecke.

Mein Ziel ist es, dass Sie heil und seelisch komplett aus einer aggressiven Situation herauskommen, beziehungsweise dass Sie in der Lage sind, anderen aus einer solchen herauszuhelfen. Sobald Sie anfangen, sich in den Täter hineinzuversetzen, verstricken Sie sich in seine Welt und fesseln sich selbst. Lieber Handlungsspielraum behalten … in Ihrer eigenen Welt!

Dominanz als Krücke

Um sich gut zu fühlen, braucht der Täter eine herausragende Stellung über andere, die er ja sonst im Leben vermisst. Er ist nun mal keine beeindruckende Persönlichkeit, keine große Leuchte, hat vielleicht nicht mal einen tollen Job – oder hat das alles, empfindet es aber nicht so. Minderwertigkeitsgefühle plagen ihn, die er nicht aktiv und bewusst beseitigt, was durch eine

Therapie meistens möglich wäre, er vertuscht, verschleiert, kompensiert. Selbstverständlich sucht er sich zur Ausübung seiner Dominanz kein Gegenüber, das stärker ist als er, sondern eines, das er schwächer einschätzt. Ein Täter will sich nicht messen, da könnte er ja verlieren. Ein Täter will keinen Wettkampf, um zu erkennen, wo er sich verbessert hat. Er wählt den einfachsten Weg: durch Unterdrückung jemandem so Angst machen, dass man ihn bequem dominieren und sich dabei gut fühlen kann.

Ein Gegenüber, das ihm widersteht, ist für den Täter kein Vergnügen. Sein Spiel kommt nicht in Gang. Jemand, der ihm seine Grenzen aufzeigt, ist ebenfalls kein geeigneter Freudenspender. Der Täter braucht einen Mitspieler, der sich auf seine Regeln einlässt – die er zum Teil sehr geschickt tarnt – und sich unterwirft. Auch wenn ich viele Beispiele aus einem vordergründig aggressiven und spontan agierenden Täterkreis in den Fokus stelle – das bringt der Hauptbahnhof so mit sich –, gehen viele Täter strategisch vor. Mitleid kann hochgradig dazu führen, dass die Aggressoren Oberwasser behalten. Weil die »Auserwählten« Mitleid mit dem Täter haben und der das auch immer wieder hervorzulocken weiß, unterwerfen sie sich seinen Regeln – und haben keine Ahnung, dass sie ihm so in die Falle gehen. Stattdessen fühlen sie sich womöglich als gute Menschen, die einem anderen helfen möchten. Leider vergeblich, denn dummerweise ist der Täter oft einen Schritt weiter. Während sein Opfer noch damit beschäftigt ist, die Situation einzuordnen, ist er schon wieder ein Stück voraus. Das Opfer hinkt ständig hinterher und merkt nicht, wie es sich immer tiefer verstrickt.

Der Täter hat seinen Film im Kopf. Er weiß genau, wie er andere durch forderndes Auftreten einschüchtern kann. Die meisten Menschen sind aggressives Verhalten zum Glück nicht gewohnt, und somit sind sie überfordert mit dieser für sie fremden Situation. Da haben sie keine Antworten parat, sie kennen kein passgenaues Verhalten – und sind völlig überrumpelt. Was der Täter gnadenlos ausnutzt. Und genießt.

Würstchensorten

Die Täter, auf die ich mich konzentriere, sind keine ausgebufften Genies. Wir haben es hier auch nicht mit Mördern, Erpressern, Betrügern oder Bankern zu tun, die andere um Millionen erleichtern. Der Täterkreis, aus dem ich am Hauptbahnhof schöpfe, besteht meistens aus einfach gestrickten, sich für die Tat kurzfristig entscheidenden Menschen. Selbstverständlich befördert das Auftauchen eines möglichen Opfers einen spontanen Entschluss, aber solche Täter sind ohnehin fortwährend auf der Suche nach Bestätigung, nach Mitspielern für ihre Machtdemonstrationen. Nur wenn sie die kriegen, fühlen sie sich gut. Nur dann sind sie oben. Und da müssen sie unbedingt hin, denn unten ist es ätzend. Sie sind süchtig nach der Unterdrückung anderer, süchtig nach der Verbreitung von Angst und Schrecken. Das ist Senf für ein Würstchen, der sein Leben erst schmackhaft macht.

Es gibt natürlich Täter, die ihre Verbrechen von langer Hand vorbereiten. Sie sind vor allem in Spiel- und Fernsehfilmen zu beobachten, in denen Ganoven meistens klug, raffiniert, geplant vorgehen. Ein Einbrecher späht sein Objekt aus. Er ist nicht an den Bewohnern eines Hauses interessiert, sondern ausschließlich am Objekt. Mit den Menschen möchte er keinesfalls in Kontakt kommen. Die würden ihn bloß beim Klauen stören, wenn sie ihn erwischen.

Ein Einbruch stellt eine extreme Grenzverletzung dar. In unserem Zuhause fühlen wir uns sicher und behütet, es ist unser Rückzugsraum. Normalerweise bestimmen wir, wem wir erlauben, uns in unseren vier Wänden zu besuchen; und den Besuchern stehen auch auf keinem Fall alle Räume zur freien Verfügung. Jetzt dringt ein Fremder ein, sogar ins Schlafzimmer, durchwühlt Schränke und Betten, findet Dinge, die wir niemandem zeigen möchten, nimmt sich einfach, was er will. Der materielle Schaden ist oft gar nicht so hoch, doch es dauert trotzdem sehr, sehr lange, bis die Geschädigten ihn verarbeitet haben. Manche müssen die Wohnung wechseln, weil sie sich nicht mehr sicher fühlen, Angst haben, die Einbrecher würden zurückkehren. Wenn es draußen stürmt und Äste gegen ein Fenster schlagen, zucken sie zusammen. Bei jedem auch leisen Geräusch, das sie nicht sofort zuordnen können, sind sie alarmiert. Das Zuhause ist kein sicherer Ort mehr – das ist eine extreme Belastung!

Selbst ein bloßer Handtaschendiebstahl kann einen Menschen in seinen Grundfesten erschüttern. Dass mir da einfach jemand was wegnimmt, was mir gehört. Ein Handtaschendiebstahl stellt keine Gewaltstraftat dar und ist dennoch ein grober Eingriff, an den die Geschädigte vielleicht sehr lange denkt, nicht nur bis zu dem Zeitpunkt, an dem alle Versicherungs- und Bankkarten oder sonstige Unterlagen wiederbeschafft sind. Auch das ist eine Grenzverletzung.

Die Täter aus dem Bahnhofsmilieu sind nicht an Objekten interessiert, sondern an Subjekten, die sie zufällig herauspicken. Es gibt keine Vorgeschichte; etwas passiert, weil jemand zur falschen Zeit am falschen Ort war.

So wie Sie trainieren sollten, den Platz zu wechseln, damit das aus dem Effeff klappt, ist der Täter in seinem Verhalten schon geübt. Machtspielchen aller Art sind ihm in Fleisch und Blut übergegangen. Er spult sie souverän ab. Sie haben sich bewährt, mit ihnen fühlt er sich bestens. Er will in kein Gespräch verwickelt werden, warum er was tut. Er will oben sein – und basta.

Klar weiß er, dass sein Verhalten nicht erlaubt ist. Umso

besser. Er ist ein Rebell, ein Pirat. Ein Held! Und wenn ihm ein Treffer gelungen ist – »Dem Vollhorst im Backshop habe ich es aber gezeigt« –, beflügelt ihn das. Genüsslich erzählt er im Kreise seiner Kumpels von seiner Heldentat, bauscht sie auf. Wird immer größer. Sitzt das Würstchen dann jedoch vor einem Polizisten, ist die Luft ganz schnell raus.

Täter bei der Vernehmung

Kaum kommt die Polizei ins Spiel, fällt ein Täter in sich zusammen. Mit Macht kennt er sich aus, er weiß: Jetzt ist er unten, weil die Polizei oben ist. Er versucht nicht einmal, daran zu rütteln, sondern unterwirft sich sofort.

Meistens hören wir bei Vernehmungen eine Jammertirade. Die anderen hätten ihn provoziert, er könne nichts dafür. Selbstverständlich hat er niemals Schuld. Niemals! Er ist da reingerutscht, und natürlich wollte er das nicht. Nie! Er ist doch ein total friedfertiger Mensch. Keiner Fliege kann er was zuleide tun. Er kann überhaupt nichts dafür.

Manchmal weiß er gleich, wer was dafür kann: die anderen. Die Polizei hat ihn ja sowieso auf den Kieker. Die können ihn nicht leiden. Anstatt sich um die wirklichen Verbrecher zu kümmern, um Kinderschänder, Vergewaltiger und Drogenschmuggler, vergreift man sich an ihm. Dabei ist er doch unschuldig. To-tal un-schul-dig! Zurückliegende Verurteilungen vor Gericht – das sind alles Irrtümer. Oder er behauptet, Anklagen wären fallen gelassen worden. Beziehen wir andere Informationen aus unserer Kartei, irrt sich der Computer. Jemand hat da etwas falsch eingetippt, Daten wurden nicht vorschriftsgemäß gelöscht. Alles läuft darauf hinaus, dass der Täter ein Opfer ist. Der Justiz, der Polizei und des Systems.

Sobald das Würstchen unser Revier verlassen hat – vorausgesetzt, wir lassen es laufen, was meistens bedeutet, dass es Post von der Staatsanwaltschaft bekommen wird –, verwandelt es sich in eine Bockwurst und braucht ganz dringend ein Opfer, um sein schwer angeknackstes Selbstbewusstsein aufzupolieren. Leider verändert sich durch Polizeikontakt bei den meisten dieser Täter nichts. Veränderung würde Selbsterkenntnis bedeuten, und genau das fehlt dem Würstchen in dieser Preisklasse. Es steuert sein nächstes Opfer an: Dieser Schlaumeier-Typ da vorne an der Treppe mit der Aktentasche. Den hau ich jetzt mal um einen Euro an. Und wehe, der gibt mir nichts. Was bildet sich der ein, da so blöd rumzustehen!

»Hey du, gib mir mal 'nen Euro, ich hab Hunger.«

»Mir doch egal, ob Sie Hunger haben.«

Das Würstchen schnappt nach Luft. Überlegt es sich dann anders. Irgendwas in der Körpersprache des Schlaumeiers warnt ihn. Der sackt null ein. Frechheit. Bleibt aufrecht stehen, schaut nicht weg.

»Arschloch!« Das Würstchen trollt sich. Erst mal 'n Bier. Dann weitersehen.

Innerhalb von vier Wochen waren mehrere Anzeigen eingegangen. Eine Männerstimme rief meistens an der Rezeption eines Hotels an und verlangte gezielt nach einer Mitarbeiterin.

»Kann ich die Frau Seebach sprechen?«

»Einen Augenblick bitte.«

Sobald Frau Seebach – oder eine andere Mitarbeiterin – sich meldete, fragte die Männerstimme: »Möchten Sie an einem Gewinnspiel teilnehmen?«

»Wie?«

»Sie sind von uns ausgesucht worden. Es ist ganz einfach, und Sie können 1000 Euro gewinnen.«

»Und was muss ich da machen?«

»Zählen Sie von eins bis zehn – und dann werden Sie eine spritzige Überraschung erleben.«

»Okay. Eins, zwei, drei ...«

»Nicht so schnell.«

»Eins, zwei ...«

»Noch langsamer ...«

»Ich hab nicht so viel Zeit.«

»Wollen Sie 1000 Euro verschenken?«

»Ein, zwei, drei ...«

»Ja, so stimmt das Tempo, aber jetzt bitte noch ein bisschen strenger im Unterton. Es darf schon auch dominant klingen.«

»Eins, zwei, drei, vier, fünf, sechs, sieben, acht, neun, zehn.«

Jemand schnaufte laut ins Telefon.

»Hallo?«

Ein Tuten ertönte.

Wir ermittelten den Telefonanschluss, von dem aus die Hotelmitarbeiterinnen angerufen wurden. Er lief auf den Namen einer achtzigjährigen Frau. Ihr Sohn wohnte bei ihr, und ich lud ihn vor. Kaum hatte er im Vernehmungszimmer Platz genommen, klagte er mir sein Leid. Sein Leben sei ein Trauerspiel, Tag und Nacht müsse er sich um seine Mutter kümmern, seinen Geschwistern sei es egal, was mit der Mutter wäre, alles bleibe an ihm hängen, seit Jahren habe er keine Freude mehr am Leben, er könne ja nicht mal arbeiten, weil er doch für die Mutter einkaufen müsse, und auch seine Schwester verlange dauernd irgendwelche Gefallen von ihm, dabei leide er an Neurodermitis, und gerade jetzt im Frühling sei das besonders schlimm, weil er auch so Heuschnupfen habe, manchmal kriege er gar keine Luft und könne nicht schlafen und ...

»Herr Bauer, es geht hier um die Hotelanrufe, wie ich Ihnen bereits am Telefon erzählt habe. Deshalb sind Sie hier.«

»Also, ich telefoniere gar nicht, dazu habe ich ja gar keine Zeit. Und ich lasse mir das auch nicht aufdrücken. Woher soll ich denn wissen, wer von dem Anschluss meiner Mutter aus Gespräche führt?«

»Ihre Mutter wird die Hotelangestellten wohl nicht angerufen haben?«

»Nein, das ist unwahrscheinlich«, räumte er ein. »Sie haben ja selbst gesagt, dass ein Mann angerufen hat, nein, meine Mutter kann das nicht gewesen sein. Aber jeder andere! Zum Beispiel wenn ich beim Einkaufen bin – woher soll ich wissen, wer da in die Wohnung kommt und telefoniert? Ich bin doch kein Polizist, ich habe zu Hause auch keine Überwachungskamera! Ich bin nur der Diener meiner Mutter und Geschwister und kümmere mich von morgens bis abends ...«

»Das erwähnten Sie bereits, Herr Bauer.«

»Da hätte ich ja gar keine Zeit zum Telefonieren, selbst wenn ich wollte.«

Doch, hatte er, wie er nach einer Weile gestand. Und er war völlig unschuldig. Er wäre quasi dazu gezwungen worden. Als Ausgleich. Weil er ja von allen ständig ausgenutzt wurde. Fand Herr Bauer.

Wenn Statisten das Spiel entscheiden

Im Gegensatz zu Würstchen sind Menschen mit einem gesunden Selbstwertgefühl zur Selbsterkenntnis fähig und verfügen auch über den Mut zur Veränderung. Aber leider fehlt ihnen oft das Wissen, was genau sie tun können, um unangenehme Begegnungen zu klären. So wie es Peter im Backshop gefehlt hat, der dem Aggressor gegen seinen Willen eine Butterbreze bezahlte.

In diesem Drama spielt die Verkäuferin eine wichtige Rolle, auch wenn sie letztlich nur eine Statistin hinter der Theke darstellt. Der Täter Stefan betritt den Backshop, und schon reagiert sie auf ihn, schreckt hoch, schaut ihn an. Gibt ihm somit ein Gefühl der Wichtigkeit. Genau das erschwert Peter die Situation. Er muss annehmen, die Verkäuferin kennt Stefan und es sei besser, keine Gegenwehr zu leisten. Womöglich ist der sogar bewaffnet? Der Verkäuferin kommt die Rolle einer Weichenstellerin zu. Sie unterstützt das Täterverhalten – obwohl sie das bestimmt nicht möchte. Sie will alles gut und richtig machen, die Situation deeskalieren, einen Streit vermeiden. Die Verkäuferin möchte beschwichtigen – und ergreift fälschlicherweise Partei für Stefan gegen Peter.

Sie hätte Stefan auch zurechtweisen können: »Bitte stellen Sie sich hinten an, Sie werden gleich bedient.« Sie hätte nicht einmal etwas sagen, sondern nur die Bestellung von Peter ausführen müssen. Sie hätte dies auch aussprechen können: »Jetzt bekommen Sie erst mal Ihre Butterbreze, dann der Herr nach Ihnen.«

Nachfolgend noch einmal die Szene, diesmal mit einem Happy End für Peter:

Wütend betritt Stefan den Backshop und bestellt fordernd: »Eine Butterbreze.«

Da Peter nicht damit einverstanden ist, dass die Verkäuferin seine Butterbreze Stefan reicht und das auch zum Ausdruck bringt, rückt Stefan an Peter heran und fragt: »Was hast du gesagt?«

Peter geht einen Schritt zurück, um Abstand herzustellen. Er wirkt nicht eingeschüchtert, sondern aufrecht und selbstbewusst.

»Ich sagte, das ist meine Breze, denn ich bin dran. Wenn Sie sich hinten anstellen, werden Sie bestimmt auch eine Breze bekommen.«

Damit zieht Peter eine deutliche Grenze und gibt Stefan die Möglichkeit auszuweichen. Stefan hat nämlich Stress, rückt aber wider Erwarten näher, um seiner Machtposition Nachdruck zu verleihen.

»Lassen Sie mich in Ruhe«, sagt Peter laut und deutlich, »sonst hole ich die Polizei.«

Scheiße, der meint das ja ernst, schießt es Stefan durch den Kopf.

Peter hat klar gezeigt, was er nicht will, und auch die Konsequenzen ausgesprochen – Reizwort »Polizei«. Spätestens jetzt wird sich die Verkäuferin mit Peter solidarisieren. Stefan wird sich zurückziehen. Natürlich nicht ohne freundlichen Abschied: »So ein Scheißladen!« Es wäre viel zu anstrengend für ihn, sich hier durchzusetzen. Stefan verhält sich typisch und tritt den Rückzug an. Er hat keine Mitspieler gefunden, sondern ist an eine Grenze gestoßen. Scheiß Tag, wie gesagt. Und jetzt auch noch aufs Arbeitsamt.

Peter ist nicht zum Opfer von Stefan und auch nicht als Geschädigter aktenkundig geworden, so der polizeiliche Ausdruck. Wer bezeichnet sich schon gern als Opfer? Das will niemand sein. »Opfer« ist zudem ein Schimpfwort geworden. Wobei der Begriff wichtig ist, weil er das Gegenteil zum Täter beschreibt, also eigentlich etwas Gutes. Doch bevor es dazu kommt, dass ein Mensch zum Geschädigten wird, hat ihn ein Täter zum Opfer gemacht. Das ist wichtig, sich zu verinnerlichen. Eine Tat beginnt meistens vor der Tat. Nicht immer, aber sehr oft können Sie eine Tat verhindern – durch Ihr Auftreten, das dem Täter signalisiert: Ich bin kein Opfer. An mir beißt du dir die Zähne aus.

Signalisieren Sie mit Ihrem sicheren Auftreten jedem potenziellen Täter, dass er bei Ihnen auf Granit stoßen wird.

Verhaltenstipps
Vom artgerechten Umgang mit Würstchen

Wenn Sie in eine Situation geraten, in der Sie jemand aggressiv bedrängt, verhalten Sie sich am besten so:
- Nicht einschüchtern lassen
- Aufrecht stehen bleiben, nicht schrumpfen
- Blick nicht senken, sondern Aggressor in die Augen schauen
- Deutlich und laut sprechen
- Auf Höflichkeitsformen wie Bitte und Entschuldigungen verzichten
- Sie-Anrede

Mutprobe
Tanzen für einen starken Auftritt

Beobachten Sie sich selbst. Was sehen Sie, wenn Sie an einem Schaufenster vorbeischlendern? Wie ist Ihre Körperhaltung? Wie gehen Sie? Was glauben Sie, welchen Eindruck Sie bei anderen hinterlassen?

Gibt es etwas in Ihrem Auftreten zu verbessern? Ja? Dann tun Sie es! Wenn Sie das nicht allein schaffen: Buchen Sie einen Kurs. Yoga ist gerade in Mode und führt auf Dauer zu einer aufrechten Haltung. Auch Kampfsport verändert das Auftreten. Oder Tanzen. Finden Sie etwas, das Ihnen gefällt und dazu führt, dass Sie sich in Ihrem Körper wohlfühlen. Das stärkt Ihre Grenzen.

Klingt einfach, ich weiß. Zeigt aber erhöhte Durchschlagskraft!

4 Aktenzeichen Angstmachen – coole Täter gibt es nur im Film

Die meisten Menschen glauben, mit einem unterwürfigen Verhalten würden sie eine aggressive Situation entschärfen, den Täter milde stimmen. In Wirklichkeit glätten sie mit Willfährigkeit keine Wogen, denn sie bestärken damit den Täter in seinem dominanten Vorgehen, akzeptieren seine Rolle und geben die Kontrolle über den eigenen Handlungsspielraum ab. Was zur Deeskalation führen soll, mündet schnurstracks in die Eskalation.

Viele Menschen haben Angst, dass eine ohnehin schon schlimme Situation noch schlimmer wird, sobald sie dem Täter widersprechen. Sie befürchten, ihr Grenzsetzungsverhalten würde den Täter anstacheln, bis er handgreiflich wird und womöglich eine Waffe zückt. Ein Messer, eine Pistole – und dann ist der allerschlimmste Fall eingetreten: Tatort!

Wir kennen ihn alle. Abend für Abend erblickt man ihn auf sämtlichen Fernsehsendern. Weiß gekleidete Gestalten sichern Spuren. Der Verbrecher war immer bewaffnet, immer extrem brutal – und wenn das Opfer sich wehrte oder zu fliehen versuchte, bezahlte es das mit seinem Leben. Der Täter im Fernsehen ist stets omnipotent, der Zuschauer kuschelt sich in seine Couch und vergisst manchmal sogar, nach den Chips zu greifen.

Um diesen falschen Eindruck einmal geradezurücken: Polizeiliche Untersuchungen zeigen, dass fast 70 Prozent der Täter von ihren Opfern ablassen, allein wenn sich diese verbal zur Wehr setzen. Bei Vergewaltigungen liegt dieser Prozentsatz noch um einiges höher – später mehr zu diesem Thema massivster Grenzverletzung.

Also: Bitte schöpfen Sie keine Verhaltenstipps aus Fernsehkrimis und Kinofilmen. Das ist Unterhaltung, Spannung, Fiktion. Keine Realität! Die Täter, die im Film auftreten, verhalten sich atypisch. Sie wurden nicht von Polizisten erfunden, sondern von Schriftstellerinnen, Drehbuchschreibern, Regisseuren. Die verdienen Geld damit, dass die Quote stimmt. Lieber an den Haaren herbeigezogen und erfolgreich, als authentisch und fad. Echte Täter sind anders als ihre filmischen Abbilder, nämlich keine coolen Helden wie viele Verbrecher im Film.

Echte Täter sind sehr schnell zu verunsichern und haben keinen Plan B. Und vor allem haben sie wahnsinnige Angst, ertappt zu werden, weil sie auf keinen Fall in den Knast wollen. Sobald sie Gefahr laufen, erwischt zu werden, lassen sie ab. Einem Täter aus dem Dunstkreis dieses Buchs geht es vor allem um Machtausübung. Und wenn er merkt, das funktioniert nicht, wendet er sich der nächstbesten Möglichkeit zu, wechselt von der Brünetten zur Blondine. Der Täter will nicht lange umdenken, meistens ist er dazu gar nicht in der Lage. Er will einfach und schnell zu seinem guten Gefühl kommen. Spielt sein Opfer nicht mit, sucht er sich ein anderes. Es gibt ja genug. Leider.

Das liegt meiner Meinung nach auch an der filmischen Darstellung der Täter. Dazu gehört für mich an vorderster Stelle die überaus beliebte Sendung *Aktenzeichen XY ungelöst* – eine Angstmachershow. Ja, sie führt zu Erfolgen und Festnahmen. Das finde ich hervorragend. Aber es werden immer nur die Opfer gezeigt. Nie gibt es einen Hinweis auf die zahlreich vereitelten Verbrechen, weil sich jemand – wenn auch nur verbal – zur Wehr setzte. So wird den Zuschauern der Eindruck vermittelt, dass sie völlig hilflos seien und eigentlich nur hoffen können, niemals auch nur in die Nähe eines Verbrechens zu geraten. Denn sobald sie damit, selbst bloß peripher, in Berührung kämen, wären sie quasi schon tot: ein Fall für *Aktenzeichen XY ungelöst*. Also am besten das Haus nicht mehr verlassen, und sollte es doch mal sein müssen, immer schön den Blick auf den Boden richten und nicht auffallen. Kurz: das perfekte Opfer darstellen.

Auch die Presse lebt von vollendeten Taten. Sie werden in den Fokus gestellt, nicht die fehlgeschlagenen. Nur das ausgeführte Verbrechen reißt die Leser mit, die sich gleichzeitig fürchten, gruseln, entsetzen und Mitgefühl mit den Opfern haben. Ein schöner Gefühlscocktail mit dem prickelnden Namen Angstlust. Bezeichnungen wie »Bestie« und »Monster« dienen dazu, den Täter zu überhöhen. Gegen eine Bestie hat keiner eine Chance.

Aber die Bestie ist bloß ein Würstchen. Leider wissen das nur diejenigen, die beruflich mit Tätern zu tun haben. Sicher gibt es intelligente Täter aus dem Bereich der Wirtschafts- und Computerkriminalität und den einen oder anderen ausgeschlafenen Dieb, Einbrecher, auch Mörder. Aber, mit Verlaub, die interessieren sich nicht dafür, eine alte Dame in der U-Bahn zu belästigen. Die legen allerhöchsten Wert darauf, nicht aufzufallen. Deren kriminelles Begehren besteht nicht primär in nackter Machtausübung.

Es wurde festgestellt, dass viele Menschen, die in eine – subjektiv wahrgenommene – bedrohliche Situation oder in ein Verbrechen verwickelt waren und sich passiv verhielten, im Nachhinein häufig große Probleme bekamen. Man kann keinesfalls behaupten, es gehe einzig und allein darum, aus einer aktuellen Lage mit heiler Haut herauszukommen, egal wie. Die heile Haut kann sich auch später noch entzünden. Posttraumatisches Belastungssyndrom nennt man es, wenn schlimme oder angsteinflößende Situationen in Träumen mit Bildern immer wieder neu erlebt werden. Oft treten die Reaktionen erst Monate bis Jahre nach dem Ereignis auf. Viele Menschen glauben, eine posttraumatische Belastungsstörung könne lediglich durch Kriegserlebnisse, schwere Unfälle oder Verbrechen hervorgerufen werden. Das ist falsch. Auch der Tod eines Familienmitglieds, ein Autounfall oder häusliche Gewalt können dazu führen. Man schätzt heute, dass etwa 40 bis 60 Prozent aller Menschen irgendwann in ihrem Leben einmal das Opfer eines traumatischen Erlebnisses werden. Die Symptome können, müssen aber nicht, bei zahlreichen Betroffenen erst viel später auftauchen. Deshalb ist es oft so schwierig, ihnen zu helfen, weil Ursache und Wirkung so weit auseinanderliegen. Zu den Symptomen gehören:

- Wiederholte, zwanghafte Erinnerungen an das Ereignis oder an bestimmte Teile.
- Häufiges und intensives Durchleben des Traumas, zum Beispiel in Form von Alpträumen oder Tagträumen.
- Handeln und Fühlen, als ob das Ereignis wiedergekehrt wäre.
- Unvermögen, das Ereignis aus der Erinnerung zu verbannen.
- Vermeidung von Situationen, die eine Erinnerung an das Trauma mit sich bringen könnten – eine Frau, die in einem Bus sexuell bedrängt wurde, fährt seitdem nicht mehr mit dem Bus; ein Kind, das im Keller von anderen erschreckt wurde, weigert sich, in den Keller zu gehen und hat Angst vor dunklen Räumen, in denen es muffig riecht.
- Posttraumatische Belastungsstörungen münden oft in Depressionen und Angstzustände, bis hin zu Selbstmordgedanken. Die Betroffenen stumpfen gefühlsmäßig ab und entfremden sich von der Umwelt und anderen Menschen. Sie können sich nicht mehr entspannen, leiden an Schlaflosigkeit, Konzentrations- und Gedächtnisstörungen. Themen, die sie früher einmal interessiert haben, sind ihnen egal. Es kann auch zu Reizbarkeit, Wutausbrüchen und allgemeiner Schreckhaftigkeit kommen. Oder zu Schuldgefühlen: Warum habe ich mich damals so verhalten?

Heute weiß man, wie wichtig es ist, die Warnzeichen frühzeitig zu erkennen – und ernst zu nehmen!

Vielleicht haben Sie schon einmal einen Autounfall erlebt. Eigentlich ist nichts Schlimmes passiert, bis auf ein Schleudertrauma. Ansonsten bloß Blechschaden, und womöglich haben Sie sogar ein gutes Geschäft gemacht, weil die gegnerische Versicherung eine hohe Summe bezahlte und Sie nicht alle Schäden am Wagen reparieren ließen. Aber trotzdem stimmt irgendetwas nicht. Beim Autofahren fühlen Sie sich unwohl. Sobald vor Ihnen rote Bremslichter auftauchen, steigt Ihnen das Blut zu Kopf, Ihnen wird heiß und eng zumute. Da haben Sie plötzlich die Idee, nur noch mit dem Rad zur Arbeit zu fahren, was alle super finden. Als Sie auch im strömenden Regen nicht davon abzubringen sind, wundert man sich allerdings …

Die Polizei hat den Unfallhergang aufgenommen und die äußeren Schäden festgehalten. Was dieser große Schreck in Ihnen ausgelöst hat, dafür sind Sie verantwortlich. Lassen Sie sich nicht einreden, dass das nur eine Bagatelle wäre.

Täglich haben Millionen von Menschen Verkehrsunfälle.
Hab dich nicht so.
Dir ist ja nichts passiert.
Sei nicht so empfindlich.
Du übertreibst.

Nein. Es ist so, wie Sie es empfinden! So muss das aber nicht bleiben. Sie können das Ereignis verarbeiten, und das sollten Sie auch tun: bewusst. Das ist immer der bessere Weg, als es erst einmal in irgendeine Ecke zu stecken und dann zu vergessen. So funktioniert es nämlich nicht, das wissen Sie doch: Das Haus verliert nichts, wie ein Sprichwort sagt, und erst recht nicht unser Unterbewusstsein. Da werden solche Vorkommnisse archiviert. Und wenn Sie dann später bestimmt nicht mehr daran denken, schickt es seine Botschaften, die Sie zuerst vielleicht überhaupt nicht entschlüsseln können. Nehmen Sie sie ernst! Ganz gleich, ob Sie sich nach einem Unfall beim Autofahren schlecht fühlen oder jemand Ihre Grenze verletzt. Sobald Sie die Empfindung haben, dass etwas nicht stimmt, ist das so!

Sollte Ihre Umgebung darauf nicht reagieren, sollten Sie gar darum kämpfen müssen, ernst genommen zu werden, empfehle ich Ihnen, zu überlegen, die Umgebung zu wechseln. Denn wenn Sie stattdessen beschließen, einfach nicht mehr darüber zu sprechen, das Ganze zu verschweigen, wo man Ihnen gegenüber ohnehin keine Achtsamkeit zeigt, wird es nicht besser, sondern schlimmer. Das gehört leider zur posttraumatischen Belastungsstörung.

Ich erinnere mich an eine Frau, die auf dem Heimweg von der Arbeit von einem Mann überfallen wurde. Später stellte sich heraus, dass er sie mit einer Kollegin verwechselt hatte, die die Geldbomben mit den Tageseinnahmen üblicherweise zur Bank brachte. Einige Wochen nach dem Überfall bekam die Frau Hüftschmerzen, was dazu führte, dass ihr Mann sie mit dem Auto von der Arbeit abholte. Obwohl sie sich gründlich untersuchen ließ, fand sich keine Ursache für die Schmerzen, die sich nach der Mittagspause steigerten – und je näher der Ladenschluss rückte, desto stärker wurden sie. Erst eine Psychotherapie half der Frau und ließ sie erkennen, was dahintersteckte. Sie hatte ihr Sicherheitsempfinden verloren.

Auch Peter aus dem Backshop kaute lange an dem Übergriff. Den Job, für den er sich bei dem Vorstellungsgespräch bewarb, bekam er nicht. Es dauerte Wochen, bis er diese Krise überwand. Und dabei war es doch nur eine Kleinigkeit, oder?

Nein. Wer unsere Grenzen übertritt, kann auch unsere innersten Schutzwälle erreichen, und je nach Persönlichkeit wird diese Machtdemonstration als sehr belastend erlebt. Das liegt daran, dass sie eines unserer wichtigsten Grundbedürfnisse erschüttert: das Sicherheitsgefühl.

Werten Sie Grenzverletzungen als das, was sie sind: Angriffe.

Der amerikanische Psychologe Abraham Maslow erforschte das Verhalten glücklicher und erfolgreicher Menschen. Dabei entdeckte er, dass sich die menschlichen Bedürfnisse nach einer Rangordnung einteilen lassen. Sobald eine Stufe erreicht ist, strebt der Mensch danach, die nächsthöhere Stufe zu erlangen:

1. Stufe: Körperliche Grundbedürfnisse
   Essen, Trinken, Schlafen, Schmerzfreiheit, Atmen
2. Stufe: Sicherheit
   Sich sicher fühlen, Schutz, Abgrenzung, Recht und Ordnung
3. Stufe: Soziale Bedürfnisse
   Liebe und Zuneigung durch andere Menschen, Bekanntheit
4. Stufe: Soziale Anerkennung
   Stärke, Status, Macht, Ruhm, Respekt
5. Stufe: Selbstverwirklichung
   Entwicklung der eigenen Persönlichkeit, Leben selbst gestalten können. Hierzu gehören auch die folgenden beiden Stufen:
6. Stufe: Weiterbildung
   Wissen, Fragen stellen
7. Stufe: Sinnfindung
   Zum Beispiel durch Religion

Laut Maslow richtet sich die menschliche Psyche streng nach diesen Stufen. Man wird sich erst dann der nächsthöheren Stufe zuwenden können, wenn die vorangegangenen Bedürfnisse erfüllt sind. Ein hungriger Mensch wird keine Energie in die Selbstverwirklichung oder in seinen Freundeskreis investieren, sondern in die Nahrungssuche.

Eine Störung auf Stufe 2, der Sicherheit, hat gravierende Auswirkungen auf das ganze Leben. Viele traumatisierte Menschen – ob durch Vergewaltigung oder andere Straftaten – sind durch das an ihnen verübte Verbrechen vom Lebensglück förmlich abgeschnitten, weil sie sich nicht mehr wohl, sicher und geborgen fühlen können. An Hunger muss in Deutschland niemand leiden, hier ist die Stufe 1 gesättigt. Doch schon auf Stufe zwei gibt es zahlreiche Menschen mit Defiziten, die nicht einfach zu »nähren« sind. Dies liegt auch in der Verantwortung des Einzelnen. Wie geht er mit seinen Erlebnissen um? Wenn er Hilfe braucht: Kann er sie annehmen? Gerade die Polizei interessiert sich für das zweite Grundbedürfnis, die Sicherheit.

Die echte Überwachungskamera

Nachfolgend möchte ich Ihnen einen Film »zeigen«. Er stammt von einer Überwachungskamera:

Der unbekannte Täter mit roter Jacke und silberner Pistole betritt die Buchhandlung in der Halle des Hauptbahnhofs, zeigt der Angestellten hinter der Kasse seine Waffe und fordert Geld.

»Wenn du mir nix gibst, schieße ich!«

Die Angestellte, eine fünfzigjährige Buchhändlerin, Mutter von drei Kindern, bewahrt die Ruhe. Freundlich erwidert sie: »Ohne Kassenvorgang komme ich hier an kein Geld.«

»Wie?«, brüllt der Täter und fuchtelt mit der Pistole herum.

»Sie müssen was kaufen, damit ich die Kasse bedienen kann. Erst dann öffnet sich der Mechanismus.«

Gehetzt lässt der Täter seine Blicke über die Artikel rechts und links der Theke schweifen. Da liegt nur Papier. Bücher, Kalender, Postkarten. Was soll er damit? So was braucht er nicht. Er kann sich nicht entscheiden.

Das alles entgeht der Verkäuferin nicht. Treffsicher schätzt sie den Räuber ein und bittet ihn freundlich, sich zu beeilen, denn: »Wir schließen gleich.«

Der Täter nickt unwirsch. Dass es elf Uhr vormittags ist, hat er gerade nicht auf dem Schirm. Er ist hochgradig nervös.

»Also?«, fragt die Verkäuferin.

Mit einem Knurren stürzt der Täter nach draußen. Sofort verständigt die Angestellte die Polizei und gibt die Beschreibung des Mannes durch: »Rote Jacke, schwarzes Käppi, Schnauzer« sowie die Richtung seiner Flucht: »Zur Schalterhalle«.

Auf dem Weg dorthin stürmt der Täter in ein Modegeschäft und verlangt mit gezückter Pistole die Tageseinnahmen von einer Angestellten. Die junge Frau, Anfang zwanzig, händigt ihm unverzüglich knapp über 1000 Euro aus. Daraufhin verlässt der Täter den Laden und wird zehn Meter weiter verhaftet. Seine Waffe stellt sich als Spielzeug heraus.

Obwohl sich die Frauen in der Buchhandlung und in der Boutique völlig unterschiedlich verhielten, litten beide nach dem Überfall an Angstzuständen. Die Buchhändlerin brauchte einige Wochen, um sich wieder sicher in ihrem Leben zu fühlen. Sie ging das aktiv an, indem sie sich Unterstützung durch professionelle Gespräche holte, auch mit mir, in meiner Eigenschaft als polizeilicher Opferberater. Hier half ihr vor allem die Erkenntnis, dass sie bei dem Überfall jederzeit die Kontrolle behalten hatte. Mit diesem Gefühl der Stärke gelang es ihr schließlich wieder, allein im Laden zu stehen und nicht bei jedem männlichen Kunden, der das Geschäft betrat, zusammenzuzucken, vor allem, wenn er eine rote Jacke trug.

Die Angestellte aus dem Modegeschäft lehnte zuerst jede

Hilfe ab. Das brauche sie nicht, es gehe ihr gut, es sei ja nichts passiert. Damit legte sie ein klassisches Verdrängungsverhalten an den Tag. Wenn Menschen schlimme Dinge widerfahren, reagieren sie unterschiedlich. Während die einen ihren restlichen Mut zusammenkratzen und sich aktiv um die Bewältigung des Vorgefallenen kümmern, wollen andere davon erst nichts wissen. Leider lassen sich unangenehme Ereignisse langfristig nicht unter den Teppich kehren. Erfahrungsgemäß fangen sie dort früher oder später zu schimmeln an – und dann wird es richtig schlimm. Wenn viel Zeit vergeht zwischen einem traumatischen Ereignis und den Folgen, dauert es oft eine Weile, ehe die Verbindung erkannt wird. Aha, dass ich jetzt im Herbst nicht mehr durchschlafen kann, dauernd nervös bin, Herzrasen und Bluthochdruck habe, das hängt mit dem Überfall im Frühling zusammen ...

Es passt nicht in unser Selbstbild, Angst zu haben und Schwäche zu zeigen. Das merkte auch die Verkäuferin aus der Modeboutique. Als ihre Verdrängung zusammenbrach, begann das unkontrollierbare Ganzkörperzittern, sobald ein Kunde den Laden betrat. Nach langer Krankschreibung musste sie schließlich kündigen und eine Umschulung zur Bürokraft antreten, obwohl es ihr im Verkauf so gut gefallen hatte. Sie kam nicht mit der Situation klar, dass ständig fremde Leute das Geschäft betraten, die in ihrer Vorstellung jederzeit eine Waffe zücken konnten.

Beide Frauen haben bei dem Überfall richtig gehandelt. Die Buchhändlerin setzte dem Räuber eine Grenze, die Modefachverkäuferin erfüllte seine Forderung. Meiner Meinung nach liegt der schnellere Heilungsverlauf bei der Buchhändlerin daran, dass sie sich dem Täterspiel verweigerte. Dass sie die Kontrolle behielt, auch wenn sie selbst im Nachhinein völlig überrascht von ihrem Verhalten und ihrer Geistesgegenwart war.

Viele Menschen glauben, es gäbe so etwas wie einen »Opfertyp«. Solchen Leuten würden ständig schlimme Sachen passieren. Das kann ich in diesem Fall nicht bestätigen, denn der Räuber wusste vorher nicht, wen er im Laden antreffen würde, er hatte sich nicht einmal versichert, dass sich keine weiteren Angestellten in Hinterzimmern aufhielten. Allerdings ist nicht von der Hand zu weisen, dass Menschen sich wie Opfer verhalten können – unsicher, unentschieden, eingeschüchtert, panisch, blockiert, wie gelähmt – und Täter dadurch geradezu einladen. In Stresssituationen potenziert sich das alles. Damit müssen wir rechnen, das müssen wir berücksichtigen, wenn wir unser Verhalten ändern möchten, um in Zukunft souverän mit Grenzverletzungen umzugehen.

Mutprobe
Gesellschaftsspiel

Schulen Sie Ihre Beobachtung! Vereinbaren Sie mit Ihrem Partner, Ihrer Partnerin, Freunden oder Familienangehörigen, dass Sie jemanden beschreiben, den die anderen kennen. Das kann eine Nachbarin sein, die allen vertraut ist, eine Verkäuferin aus dem Supermarkt – oder der Schauspieler in einem Krimi, den alle gern sehen. Versuchen Sie dabei, in ein, zwei Minuten auf den Punkt zu kommen. Je charakteristischer Sie beschreiben, desto schneller erraten die anderen, wen Sie meinen. So schulen Sie Ihre Beobachtung ganz nebenbei, und diese Fähigkeit wird in Zukunft »mitlaufen«. Automatisch werden Sie Details aus Ihrer Umgebung abspeichern, die Ihnen vorher entgangen wären – und die vielleicht einmal wichtig sein könnten, wenn jemand die Tagesseinnahmen von Ihnen fordert.

5   Im Tunnel – das Verhalten von Opfern und Tätern

Stress entsteht aus unserer Interpretation des Wahrgenommenen. Wenn uns eine Situation so überrascht, dass wir Angst bekommen – dazu braucht es nicht viel, jemand spricht uns auf ungewöhnliche Art unfreundlich an –, haben wir Stress. Angst erzeugt Stress. Wer Angst hat, ist gestresst und damit nicht mehr Herr und Frau seiner Sinne: In einer Stresssituation reduzieren sich unsere Sinneswahrnehmungen um zirka 80 Prozent. Wir nehmen die Umgebung nicht mehr auf, so wie sie ist, sondern fokussieren uns auf den Stressor. Das kann der Kerl mit dem grünen Schal sein, der uns eben angerempelt hat, oder ein Projekt, das wir unbedingt fertig bekommen müssen.

»Ich hab doch schon dreimal gerufen!«, beschwert sich der Mann.

»Nein, hast du nicht«, widerspricht die Frau.

Sie hat nichts gehört, ist absorbiert von dem Computerbildschirm, der im Zentrum ihrer Wahrnehmung steht.

Einer meiner Kollegen hat in einer Stresssituation nicht nur einen mehrmaligen Ruf überhört, sondern einen Schuss, und das ist wirklich schwer vorstellbar, da ein Schuss sehr, sehr laut ist. Im Schießtraining setzen wir deshalb Gehörschutz auf.

Die Polizei war in eine Wohnung gerufen worden, in der der Mieter mit gezückter Waffe auf die Kollegen losging. Mein Kollege zog seine Dienstwaffe und schoss, was er selbst nur bemerkte, weil eine kleine Rauchwolke aus der Waffe hochstieg. Den lauten Schuss in der engen Wohnung hörte er nicht.

Sämtliche Sinneswahrnehmungen – Riechen, Schmecken, Fühlen, Sehen, Hören – reduzieren sich im Stress. Gestresst sind wir mit Tunnelblick unterwegs und auch vermindert schmerzempfindlich. Viele Menschen spüren nach einem Unfall Verletzungen erst, wenn das Adrenalin wieder abgebaut wird, das freundlicherweise dafür gesorgt hat, uns in einer Situation, in der es womöglich um Leben oder Tod ging, nicht mit Zipperlein zu belästigen, damit wir uns auf die wichtigsten Dinge konzentrieren können. Für den Körper bedeutet das die Aufrechterhaltung der primären Versorgung – Gehirn und innere Organe. Wir schwitzen, da der Blutdruck steigt, um den Körper zu kühlen. Und wir handeln schnell und ohne nachzudenken, denn meistens gibt es nur zwei Optionen: Flucht oder Angriff. Der Autopilot steuert unser Verhalten.

Die starke Überforderung, der wir im Stress ausgesetzt sind, stoppt die Informationsaufnahme. Wie sollen wir uns auch einen Überblick verschaffen, wenn wir nur 20 Prozent unserer Wahrnehmung zur Verfügung haben? Hinzu kommt häufig eine Reizüberflutung durch widersprüchliches und ungewohntes Verhalten seitens eines Täters. Zuerst war er nett zu mir und hat mich eingelullt, jetzt bedroht er mich. Der Verstand bleibt auf der Strecke. Hinkt immer ein Stück hinterher und hängt dann vielleicht in der geistigen Warteschleife und bekommt überhaupt nichts mehr mit. Da können Fragen auftauchen wie: Habe ich zu Hause eigentlich den Herd ausgeschaltet?

Kürzlich, in einem Seminar nach einem Rollenspiel, musste ich einer Teilnehmerin dreimal sehr laut ins Ohr rufen: »Danke, wir sind fertig.« Sie hatte das nicht mitbekommen, so fokussiert war sie auf das Opfer, das sie aus den Fängen eines Angreifers retten wollte.

Der Stress des Opfers

Das Opfer wird überrascht von der Situation, dem Auftreten des Täters, der ihm obendrein widersprüchliches und ungewohntes Verhalten präsentiert, was den Stress noch steigert.

Wie ordne ich den ein? Was mach ich? Ich will das doch gar nicht! … Und schon bleibt das Opfer in der gedanklichen Warteschleife hängen und wird handlungsunfähig. Je größer die Angst, desto schwieriger ist es, dort wieder herauszukommen. Alternativen können nicht erkannt werden, da die gesamte Konzentration sich auf den Täter richtet, wodurch Hilfsangebote von Außenstehenden übersehen werden. Die Stressreaktionen des Opfers – Schwitzen, gerötetes Gesicht, zittrige Stimme, flatternde Augenlider – zeigen dem Täter deutlich, dass sein Plan aufgeht. Sein Opfer ist voll im Stress. Was ihn entspannt und bestärkt: Die/den kann ich unter Druck setzen.

Die eingeschränkte Wahrnehmung unter Stress zeigt sich in vielen Zeugenbefragungen auch darin, dass jemand sehr wohl ein Detail wie beispielsweise eine Waffe beschreiben kann, sogar, als hätte er sie durch eine Lupe studiert. Oder eine andere Einzelheit wie den Markennamen einer Sportjacke. Nicht jedoch, wie der Täter aussah. Groß, klein, dick, dünn, Haarfarbe, Augenfarbe, Bart, Kleidung?

»Tut mir leid, das weiß ich nicht.«

Der Stress des Opfers wird schnell kleiner, wenn es sich Handlungsspielraum zurückerobert. Je sicherer es sich fühlt, desto stressfreier. Und … mal zwischendurch gefragt: Lassen Sie sich gern von Würstchen stressen?

Der Stress des Täters

Der Stress des Täters setzt erst ein, wenn sein Opfer nicht mitspielt. Solange es mitspielt, hat er keinen Stress. Und er weiß ganz genau, wie es mitspielen soll, denn der Täter hat einen Film im Kopf. Ich rutsch näher, sie rutscht weg. Ich leg meine Hand auf ihr Knie, sie schaut zu Boden. Sobald das Opfer anders reagiert, als im Drehbuch vorgeschrieben ist, und somit die Opferrolle ablegt, bekommt der Täter Stress.

Täter haben keinen Plan B.

Jetzt weiß er nicht weiter. So detailliert hat er nicht gedacht. Sonst klappt das doch immer. Wieso jetzt nicht? Was ist da los? Und nun? Sein Stress steigt. Jetzt fährt er in den Tunnel ein. Jetzt sinkt seine Wahrnehmungsfähigkeit. Schließlich will er bloß noch eins, nix wie weg. Scheißbraut hier. Scheißtyp hier. Das sagt er auch. Laut und deutlich. Dass er keine Lust hat, seine Zeit mit solchen Nieten zu verbringen. Und dann geht er zur Tür. Breitbeinig, na klar. Er hat doch was in der Hose. Das soll jeder sehen. Ja, stimmt. Besonders hinten.

Mutprobe
Wo bin ich? Und wer ist noch da?

Schauen Sie sich bewusst um. Wer, außer Ihnen, ist noch da? Besetzen Sie in öffentlichen Verkehrsmitteln nicht einfach den ersten freien Platz, sondern vergewissern Sie sich zuvor, wer in Ihrer Nähe sitzen würde. Bleiben Sie eventuell lieber stehen.

Der Traummann, oder etwa nicht?

Kati und Jürgen waren seit einem Vierteljahr zusammen, da ging es los. Vielleicht hatte es sich vorher schon angekündigt, aber irgendwie hatte Kati das in ihrem Zustand der Verliebtheit nicht mitbekommen. Doch an diesem Samstagabend merkte sie, dass hier etwas falsch lief. Sie erschienen zu spät zu einer Verabredung mit Freunden, weil Jürgen ewig an seinem alten VW Käfer herumgebastelt hatte und dann noch ausgiebig duschen musste. Das sagte er aber nicht zu den Freunden, sondern behauptete, sie seien zu spät, weil sein Dummchen Kati die Adresse des Restaurants verlegt hätte.

Alle lachten. Auch Kati. Kurz danach ging sie zur Toilette. Lange ließ sie kaltes Wasser über ihre Hände rinnen und versuchte sich davon zu überzeugen, dass Jürgen das nicht ernst gemeint hatte. Aber eine kleine dünne Stimme in ihr verstummte nicht. Und die wusste, dass Jürgen es ernst gemeint hatte. Kati wollte mit dieser Stimme nichts zu tun haben. Jürgen war ihr Traummann! Er war so ganz anders als alle ihre Freunde zuvor. Nach einer tiefen Enttäuschung hatte Kati endlich wieder Vertrauen gefasst. Mit ihm musste es klappen! Schließlich wollte sie eine Familie gründen. Mit Mitte dreißig sollte sie sich da ranhalten. Sie ging zurück ins Lokal; die innere Stimme ignorierte sie.

Zwei Wochen später sagte Jürgen zu Katis neuer Frisur: »Wenn du meinst, das steht dir.«

»Ja, schon.« Kati zögerte. »Oder nicht?«

»Beim nächsten Mal machst du es wie immer«, bemerkte, nein, befahl Jürgen.

Kati lachte. »Klar. Ich will dir doch gefallen«, erwiderte sie in scherzhaftem Ton. Doch Jürgens Gesicht sah gar nicht spaßig aus, kein bisschen.

In der Öffentlichkeit nahm Jürgen bald gar keine Rücksicht

mehr auf sie. Er gab sie der Lächerlichkeit preis, erzählte Peinlichkeiten aus ihrer Vergangenheit, die sie ihm anvertraut hatte. Wenn sie ihn darauf hinwies, meinte er: »Sei doch nicht so überempfindlich.«

Und wenn sie insistierte, fragte er, ob sie keinen Humor habe. »Doch«, widersprach Kati.

»Na, dann ist ja alles bestens«, befand Jürgen.

War es aber nicht. Die Auseinandersetzungen häuften sich. Kati verlor sie alle. Denn wenn sie gar nicht mehr weiterwusste, fragte Jürgen sie, ob sie vielleicht eine Zicke wäre. Nein, eine Zicke war Kati bestimmt nicht und wollte es auch auf keinen Fall sein. Sie doch nicht! Kati war charmant und großzügig und humorvoll und konnte was wegstecken. Deshalb hatte sie nichts dagegen, dass Jürgen ihre Fotoalben mit den Urlaubsbildern seiner Vorgänger entsorgte. »Die brauchst du doch nicht mehr. Wir sind füreinander bestimmt.« Dass er ihr Handy kontrollierte. »Ich interessiere mich einfach für dich.« Dass er es nicht gern sah, wenn sie sich mit ihren Freundinnen verabredete. »Ein Abend ohne dich ist ein verlorener Abend.«

So hatte sie noch keiner geliebt.

Als die Falle endgültig zuschnappte, war Kati so klein, dass sie sich nicht mal mehr traute, den Kopf zu heben, um zu überprüfen, ob irgendwo ein schmaler Streifen Licht in ihr Verlies fiel. Jürgen musste gar nichts mehr sagen. Kati machte wie eine Puppe, was er wollte. Warf er einen missbilligenden Blick auf ihre Jeans, zog sie sie sofort aus und einen Rock an. Rümpfte er die Nase beim Lupfen des Kochtopfdeckels, schüttete Kati die Sauce in den Ausguss und bereitete was anderes zu.

»Spinnst du?«, fragte ihre Kollegin, der sie das einmal, wenn auch geschönt, erzählte. Die aufrichtige Empörung der Mitarbeiterin zeigte Kati, dass sie schon sehr weit vom »normalen« Weg abgekommen war. Abends fasste sie sich ein Herz und versuchte mit Jürgen darüber zu sprechen.

»Habe ich gesagt, du sollst Essen wegschütten? Hab ich das gesagt?«

Kati schüttelte den Kopf.

»Niemals würde ich so was verlangen! Das tut man nicht. Man schmeißt kein Essen in den Müll.«

»Klar, das macht man nicht«, bestätigte Kati verwirrt.

»Und ich will nicht, dass du das jemals tust«, befahl Jürgen.

»Nie«, versicherte Kati.

Doch als er einige Tage danach die Nase rümpfte, kippte sie die Speisen wieder in den Müll. Und er sah ihr dabei sogar zu, mit einem Grinsen im Gesicht.

Jürgen fühlte sich on the top. Stück für Stück hatte er Katis Grenzen aufgeweicht, übertreten, in den Boden gestampft, überrannt. Jetzt hatte er sie voll in der Hand, obwohl sie studiert hatte und dreimal so viel verdiente wie er. Er war der Boss. Er konnte tun, was er wollte. So gehörte sich das! Er war schließlich der Mann. Nur hin und wieder musste er sich mal bei Kati entschuldigen. Das war eben so beim Ausreizen. Dann war es wichtig, ihr Hoffnung zu machen. Die Hoffnung stirbt zuletzt. Das hab ich doch nicht so gemeint. Ich hatte Stress im Job. Du bist einfach zu gut für mich. Was täte ich ohne dich? Irgendwann würde er sich ändern. Und wenn er mal grob zu ihr war, dann war das nur ein Missverständnis, denn: »Kati. Du bist doch meine Traumfrau.«

Was wie eine Strategie klingt, hatte Jürgen sich nicht erarbeitet. Er hatte keinen Plan. Er handelte instinktiv. Weil er unbedingt nach oben musste. Weil er keinen anderen Weg kannte, als Kati zu unterdrücken, um nach oben zu kommen. Weil er gar nicht wusste, dass eine gesunde Beziehung nur funktioniert, wenn sie auf Augenhöhe stattfindet. Seine Strategie lautete: Austesten, was geht, und die Dosis kontinuierlich erhöhen.

Warum spielte Kati dieses Spiel mit, das sie nur verlieren konnte?

War sie vielleicht für diese Rolle erzogen worden? Hörten ihre Eltern es nicht gern, wenn sie Nein sagte? Sollte Kati immer lieb und nett und adrett sein? Nicht auffallen und lange, bevor man ihr sagte, was sie zu tun hatte, erspüren, was jetzt angesagt war?

»Toll, Kati! Prima machst du das.«

Verhalten, das bestätigt, gelobt wird, prägt sich als positiv ein, wird gern wiederholt. Lob und Anerkennung brauchen wir alle.

Oder waren Katis Eltern überbehütend gewesen? Kümmerten sie sich zu wenig um sie? Verwirrten sie ihre Tochter mit doppeldeutigen Botschaften? Wie auch immer. Irgendetwas war schiefgelaufen, in der frühen Kindheit oder später, sonst würde sich Kati wie eine selbstbewusste erwachsene Frau verhalten und nicht wie ein eingeschüchtertes kleines Mädchen. Was Jürgen super fand und sogar laut äußerte: »'ne Freundin wie 'ne Thai, aber mit was dran oben rum und blond.«

Alle lachten, wenn auch zum Teil erschrocken.

Kati lachte am lautesten und strengte sich sehr an, locker zu bleiben, um zu beweisen, dass sie Spaß verstand. Das war total wichtig für Jürgen. Bloß nicht so verbiestert sein, wie Studierte es sonst sind.

Egal, welche Gründe hinter Katis Verhalten stecken mögen: Sie kann ihr Leben ändern. Sie kann in Zukunft fördernde Beziehungen eingehen und destruktive, wie die zu Jürgen, vermeiden. Es liegt allein an ihr. Sie selbst muss ihr Handlungsmuster durchschauen, überdenken und ändern. Sie hat es in der Hand, wie sie ihre Wahrnehmung interpretiert. Zu ihren Gunsten oder Lasten.

Angenommen, Kati wollte die Beziehung zu Jürgen beenden. Dann müsste sie erkennen, was abläuft. Die rosarote Brille absetzen. Und sofort damit aufhören, Erklärungen für Jürgens Verhalten zu finden, Entschuldigungen, warum er das alles gar nicht so meinte.

Kati sollte auf ein klärendes Gespräch beharren und dieses erst als beendet betrachten, wenn Jürgen sich und seine Vorstellungen von der gemeinsamen Zukunft klar dargelegt hatte.

Als Täter wird Jürgen das niemals tun. Ein Würstchen hat keine klare Position. Heute Wiener, morgen Nürnberger, übermorgen Thüringer.

Kati sollte Jürgen darlegen, was sein Verhalten bei ihr bewirkt, und ihm die Möglichkeit geben, sich zu ändern. Dazu sollte sie ihm einen Termin setzen. Dessen Verstreichen ohne Konsequenzen sollte sie als das nehmen, was es ist: das Ende der Beziehung. Und dann sollte Kati beim nächsten Mal, wenn sie sich verliebt, sehr genau hinschauen. Die Zeit bis dahin nutzt sie am besten, indem sie kontinuierlich Grenzensetzen übt. Nein sagt, so oft es geht. Sich wehrt, sobald sie sich bedrängt fühlt. Weggeht, äußert, was sie will. Laut und deutlich. Ob gegenüber einer Kollegin, die sie bittet, für sie Überstunden zu machen, oder in der U-Bahn, wenn ihr jemand auf die Pelle rückt. Sodass sie nie wieder in die Opferrolle verfällt.

Im Gegensatz zu Kati kennt Jürgen die Prinzipien der Über- und Unterordnung seit seiner Kindheit. Er ist in einem dissozialen Umfeld aufgewachsen. Kati nicht. Ihr Vater ist Chirurg, ihre Mutter Architektin. Es gab viel Wärme, Zuneigung, Kultur in Katis Jugend, auf gute Manieren wurde Wert gelegt. Deshalb ist sie auch so hilflos. Sie hat keine Erfahrung mit Grillgut. Das erledigte bei ihnen zu Hause die Köchin.

Spaß beiseite – beziehungsweise in den Fokus gerückt: Humor hilft bei der Eroberung neuer Persönlichkeitsaspekte und weicht die Fronten auf. Vielleicht macht Jürgen ja mit. Vielleicht finden die beiden doch noch auf Augenhöhe zusammen. Solange das nicht sicher ist, darf Kati sich auf keinen Fall einlullen lassen und das Verhalten ihres Freundes erklären, rechtfertigen und entschuldigen: »Der Jürgen, der meint es nicht so.«

Doch, Kati. Er meint es genau so. Deshalb ist es klüger und

auch gesünder für dich, ihm die Verantwortung für sein Verhalten zurückzugeben. Jede Art von Mitleid ist hier völlig fehl am Platz, auch wenn Täter oft Meister darin sind, es zu erheischen. Sie streuen dem Opfer förmlich Sand in die Augen, bis es die Wahrheit nur noch schemenhaft und dann gar nicht mehr erkennt.

»Ich wollte dich nicht verletzen, aber du hast mich einfach dazu provoziert.«

»Es tut mir so leid, dass ich dich hart angepackt habe, aber ich wurde von meinen Eltern ständig geschlagen, und das sitzt tief.«

»Ich hatte so viel beruflichen Stress, und ich will den Job nicht verlieren, damit ich dir was bieten kann.«

Täter und Opfer spielen sich gegenseitig die Bälle zu. Der Täter gibt dem Opfer Rechtfertigungsmöglichkeiten für sein grenzverletzendes Verhalten, und das Opfer kann erleichtert feststellen:

Eigentlich ist er ja gar nicht so.
Eigentlich ist er ein ganz lieber Kerl.
Eigentlich meint er alles völlig anders.
Eigentlich liebt er mich ja.

Aber wegen seiner unglücklichen Kindheit, den Umständen, den inneren Zwängen, seinem blöden Chef … und so weiter, und so weiter.

Ganz perfide ist die Strategie, dem Opfer zu erklären, dass man es nur betrügt, quält, schlägt, beleidigt, demütigt, um ihm zu helfen. »Ich mach das doch alles nur für dich. Damit du dich weiterentwickelst. Glaubst du vielleicht, das bereitet mir Spaß? Nein, ich tue es aus Liebe.«

Irgendwann ist das Opfer so gehirngewaschen, dass es keine Möglichkeit mehr sieht, sich aus eigener Kraft zu befreien. Dabei gibt es klare Regeln, die eine fortgesetzte Grenzverletzung unterbinden:

- Mitgefühl ja, Mitleid nein
- Keine Schuldzuweisung an sich selbst!
- Keine Rechtfertigungen, Entschuldigungen etc. für den Täter
- Klar aussprechen, was der Täter getan hat: »Du hast …«
- Klar abgrenzen: »Wenn du Stress hast oder unter Druck stehst, kannst du das nicht bei mir ablassen. Wenn du unter deiner Vergangenheit leidest, musst du dir Hilfe holen.«

In der Regel ist der Mann der Täter, doch es gibt auch Frauen, die Grenzen verletzen, allerdings bevorzugen sie psychologische Spielarten, setzen subtile Gewalt ein. Subtil beginnt allerdings ebenso die von männlichen Tätern begangene Grenzverletzung. Und jedes Mal, wenn sie nicht geahndet wird, ist das ein Anreiz für den Täter, beim nächsten Mal noch weiter vorzudringen, Raum zu erobern, der eigentlich nicht ihm gehört, sondern seiner Partnerin oder dem Fahrgast, der in einem öffentlichen Verkehrsmittel neben ihm sitzt. So wird es immer enger für eine Frau. Und zum Schluss ist sie nicht mal mehr Herrin im eigenen Haus.

Die klassische Rollenverteilung zwischen Männern und Frauen hat vielerorts noch heute Gültigkeit. Meiner Erfahrung nach fallen gerade gebildete Frauen aus einem »guten« Elternhaus auf Täter herein, da ihnen aufgrund ihrer Herkunft die Erfahrung mit Grenzverletzungen fehlt. Sie erkennen sie schlichtweg nicht, was der Täter gnadenlos ausnutzt. Wenn sie es merken, ist es oft zu spät. Häufig habe ich erlebt, dass eine erfolgreiche Managerin, Unternehmerin, Ärztin, Lehrerin, die im Beruf voll ihre Frau steht, daheim, bei ihrem Mann oder Freund, erschreckend schrumpfen kann. Hier sind die Frauen im Vorteil, die in ihrer Herkunftsfamilie unterdrückt oder gar geschla-

gen wurden, so schrecklich das auch klingt. Wer einmal Machtmissbrauch erfahren hat, wittert ihn frühzeitig und kann ihm aus
dem Weg gehen. Für eine gebildete Tochter aus einer gutbür-
gerlichen Familie, die in einem stabilen Elternhaus groß geworden ist, stellt Machtmissbrauch Neuland dar. Es fällt ihr schwer,
Grenzverletzungen zu erkennen, die ja immer schleichend beginnen. Der Täter testet aus, wie weit er gehen kann. Deshalb
ist es enorm wichtig, ihm frühzeitig Einhalt zu gebieten. Sonst
baut er sein destruktives Verhalten ständig weiter aus, und es
wird von Mal zu Mal schwieriger, sich ihm zu entziehen. Die
kommunikativen Lösungen, die das Opfer sucht, interessieren
den Täter nicht. Er ignoriert sie und findet mit untrüglichem In-
stinkt die nächste Schwachstelle und dann noch eine und noch
eine. Bis die Frau zu einer einzigen Schwachstelle geworden ist.

Viele Ratgeber im Freundeskreis verzweifeln eines Tages. Gegen solch ein Paar, das so passgenau miteinander spielt, kommen
sie nicht an. Sie ziehen sich zurück, geben auf, was natürlich
ganz im Sinne des Täters ist, der sein Opfer am liebsten isoliert,
damit er allein die Kontrolle ausüben kann. Das Opfer ist für den
Täter eine Spiegelfläche. Er projiziert seine eigene Unsicherheit
und Unfähigkeit, normal mit anderen umzugehen, auf das Opfer.
Dessen Unsicherheit spürt er, darauf reagiert er, denn sie ist ihm
sehr vertraut. Das Opfer hat Angst. Auch damit kennt er sich aus.
Und diese Angst bekämpft er jetzt. Nicht bei sich selbst, sondern er benutzt sein Opfer, um der Angst zu begegnen, um zu
zeigen, was für ein toller Kerl er ist. Niemals kann er seine Angst
auf diese Weise besiegen. Aber er kann sich gut fühlen. Mehr
braucht er nicht, das reicht ihm schon. Selbstverständlich interessiert er sich nicht wirklich für andere. Sie sind für ihn nur Mittel zum Zweck. Solch ein Mensch kann niemals in wirklichen
Kontakt mit anderen kommen, denn er ruht ja nicht in seiner
Mitte, ist getrieben von seinen Ängsten und Unsicherheiten. Eigentlich ein Hampelmann, und genau das soll niemand merken.

Fachleuten macht das Würstchen nichts vor. Das weiß es und wird bei der Polizei sofort ganz klein, schrumpft, als hätte es schon Stunden auf dem Grill gelegen. Auf der Wache spüren Täter keine Unbestimmtheit, kein Unbehagen seitens des Gegenübers, sondern Autorität, was sie extrem unsicher werden lässt.

In vielen Gesprächen mit Betroffenen, fast ausschließlich Frauen, hörte ich, wenn es um ihre notwendige Verhaltensänderung in Partnerschaften ging, oft den Satz: »Aber ich kann nicht so hart sein.« Oder: »Ich möchte niemandem wehtun.«

»Hart müssen Sie nicht sein«, erklärte ich jedes Mal. »Sondern klar für sich selbst einstehen. Ihre Position stärken. Mit sich selbst, nicht gegen sich sein. Und außerdem tun Sie damit Ihrem Freund einen Gefallen.«

»Wie denn das?«

»Indem Sie sein Spiel durchkreuzen, hindern Sie ihn daran, Täter zu sein. Sie zeigen ihm, dass es auch anders geht. Sie verunmöglichen die Entfaltung seines Machtmissbrauchs.«

Bleiben Sie Herrin und Herr im eigenen Haus. Erkennen Sie Grenzverletzungen frühzeitig und weisen Sie ungebetenen Gästen und Angreifern die Tür. Es ist Ihr Haus. Sie bestimmen über die Hausordnung und die Spielregeln.

Rotkäppchen und der Wolf

Freitagnachmittag, endlich! Ilona ist mit dem Bus unterwegs, auf dem Weg nach Hause. Die Woche im Büro war arbeitsreich und stressig gewesen. Sie freut sich auf das Wochenende. Aber heute Abend will sie nichts unternehmen, die Couch ruft, ihr Freund wird eine DVD mitbringen. Sie schließt die Augen und lehnt ihren Kopf an die Fensterscheibe. An der Münchner Freiheit steigen viele Leute ein. Drei Männer mit Bierflaschen in den Händen setzen sich zu Ilona in die letzte Viererplatzgruppe des Ziehharmonikabusses.

Oh je, denkt sie, und hat recht damit. Ein Wolf ist eingestiegen, und irgendetwas in ihr hat sofort Alarm geschlagen. Aber dann merkt sie, dass die drei ganz nett sind. Freuen sich ebenfalls auf das Wochenende, trinken ein Feierabendbier, reden über die Arbeit, machen Witze über ihren Chef, haben gute Laune. Verkleiden sich als Großmutter, die im Bett liegt. Das müssen die nicht verabreden. Das geschieht automatisch. Und hätte Ilona nicht erneut die Augen geschlossen, wären ihr die Blickwechsel zwischen den dreien aufgefallen.

Nach einer Weile hört sie einen sagen: »Bei so 'ner hübschen Fahrgastbegleiterin fängt das Wochenende schon prima an.«

»Ja, aber sie ist zu müde.«

»Kann doch nicht sein, dass sie in unserer Gesellschaft müde ist.«

»Was die wohl hinter sich hat?«

Flaschen klirren aneinander. Prost.

Ilona ist genervt. Sie will ihre Ruhe. Sie will nicht beobachtet werden und tut so, als hätte sie nichts von den Anzüglichkeiten vernommen. Doch als der neben ihr Sitzende mit seiner kühlen Bierflasche ihr Knie berührt, öffnet sie die Augen.

»Sorry«, sagte er.

Sie nickt.

»Magst mal trinken?«

»Nein danke.«

»Ich bin der Sven.«

»Ilona«, sagt Ilona.

»Und wo fährst du hin?«

»Heim«, sagt sie und ärgert sich, dass sie ihren echten Namen verraten hat. Aber der Typ ist ja ganz freundlich, und man muss höflich sein. Außerdem hat in einem öffentlichen Bus jeder ein Recht auf einen Sitzplatz.

»Und wo ist das, heim?«

»Da, wo dein Freund wartet, oder?«, fragt der Kumpel, der Ilona diagonal gegenübersitzt und von den anderen Bernd genannt wird.

»Ja, ja, schöne Frauen haben immer einen Freund«, seufzt Sven betrübt und fügt hinzu: »So eine wie du müsste gleich mehrere haben.«

Ilona will es nicht, doch sie lächelt geschmeichelt. Eigentlich möchte sie ihre Ruhe. Aber die Jungs sind wirklich ganz okay. Trotzdem ist ihr nicht wohl zumute. Sie überlegt, was sie tun soll. Wie sie die loswird. Aber dauernd fällt ihr nur ein, was sie alles noch besorgen muss. Der Einkaufszettel klebt ihr förmlich im Gehirn fest.

Sven rückt ein Stück näher. Das gefällt ihr nicht, sie will doch bitte nur ihre Ruhe. Aber alles, was sie macht, zeigt keine Wirkung. So geht es weiter. Ein paar Bemerkungen, die scheinbar nichts mit ihr zu tun haben. Blicke und der Kerl neben ihr haben sie regelrecht an die Wand des Busses gequetscht. Ilona schaut weg, kramt in ihrer Tasche, blättert im Kalender, will einen beschäftigten Eindruck vermitteln. Die Typen merken das nicht. Die sind einfach freundlich. Ich darf das nicht überbewerten, überlegt sie. Das ist jetzt eben so, noch sechs Stationen, dann steige ich aus, da muss ich jetzt durch. Solange ich entgegenkommend zu ihnen bin, kann mir nichts passieren. Ich muss einfach immer mitmachen, dann habe ich die Kontrolle über die Situation. Und was wollte ich gleich noch mal einkaufen? Auf keinen Fall darf ich die Butter vergessen.

In den nächsten Minuten entwickelt sich, ohne dass Ilona das möchte, ein Gespräch zwischen ihr und den drei Männern. Wer jetzt in den Bus zusteigt, muss den Eindruck haben, hier sitzt eine Clique, die sich schon lange kennt. Die Männer erzählen zunehmend frauenfeindliche Witze, Ilona lacht mit. Was ihr ein Kompliment einbringt. »Die meisten Frauen sind ja total verklemmt. Du bist da ganz anders. So locker, oder, Männer?«

Die anderen beiden stimmen zu.

»Jetzt nimm doch mal einen Schluck«, fordert Sven sie erneut auf.

Ilona will ihn nicht vor den Kopf stoßen, obwohl sie kein Bier mag, schon gar nicht am Nachmittag. Aber er meint das ja nett. Also trinkt sie einen Schluck, obwohl sie sich vor Sven ekelt. Und wer weiß, was der für Krankheiten hat. Sven findet das super und fasst nun an ihre Brust, um die Kette, die dort baumelt, genauer anzusehen. Noch ehe sie sich beschweren kann, lächelt er anerkennend. »Hübsch.«

»Hat mir mein Freund geschenkt«, sagt sie schnell und schaut sich hilfesuchend nach anderen Fahrgästen um. Doch keiner beachtet sie. Alle lesen oder tippen auf ihren Handys. Warum merken die denn nicht, dass sie mit diesen Typen nichts zu tun haben will! Dass sie die doch gar nicht kennt! Warum hilft ihr keiner?

»Der Mann hat Geschmack, in jeder Hinsicht«, grinst Sven. Seine Kumpels lachen.

»Zeig mal«, fordert Bernd und grapscht ebenfalls nach dem Anhänger. Ilona weicht zurück. »Hey, wieso darf ich nicht, was er darf?«, fragt Bernd.

Stimmt, denkt sie, völlig überfordert mit der Situation. Sie mag Sven ja nicht lieber als Bernd. Genau genommen mag sie keinen der drei, und der schweigsame Typ ihr direkt gegenüber, der wenig sagt, ist ihr sogar ziemlich unheimlich. Aber sie weiß nicht, wie sie denen klarmachen soll, dass sie in Frieden gelassen werden will. Sie hat doch schon alles versucht!

Ja, für ihre Verhältnisse hat Ilona wirklich alles versucht, doch ihr Repertoire einer gut erzogenen, höflichen jungen Frau kommt in dieser Runde nicht an. Die Täter sprechen eine andere Sprache, mit den normalen Regeln der Grenzsetzung erreicht sie bei ihnen nichts. Die nehmen sie überhaupt nicht ernst. Um sich durchzusetzen, muss sie eine andere Sprache sprechen. Die sie nicht kennt. Mit der sie sich nicht wohlfühlt. Die sie zutiefst ablehnt, weil sie gegen alles verstößt, was sie für richtig hält.

Sprachkurs für Wohlerzogene

Ja, es kostet Überwindung, alle Höflichkeit fahren zu lassen, auf Bitte und Danke zu verzichten. Immerhin haben wir das als Kinder so mühsam gelernt. Wie sagt man?
Bitte.
Wie sagt man?
Danke.
Niemand von uns würde auf die Idee kommen, von einem Chinesen zu verlangen, uns zu verstehen, erst recht nicht, wenn wir mit ihm in unserem Heimatdialekt reden würden, Bayerisch, Platt, Berlinerisch oder Allgäuerisch. Doch von Würstchen verlangen wir, sie sollen unserer Sprache mächtig sein. Damit überfordern wir sie! Wir erwarten, dass sie ihre Sprache ändern. Aber sie verstehen nun mal bloß Bahnhof. Außerdem haben sie die Erfahrung gemacht, dass wir uns um sie bemühen, wenn sie mit uns in Kontakt treten. Prima. Besser geht's nicht. Wobei sie sich auf rudimentäre Anweisungen beschränken: *Gib mir mal, hast du mal, nerv mich nicht, hau ab.*

Und genauso sollten wir ihnen auch begegnen. Logische Argumente überfordern sie. Und selbst wenn sie unsere Einwände begreifen könnten: Sie interessieren sich nicht dafür. Insofern ist es unsere Aufgabe, uns auf das Sprachniveau eines Würstchens zu begeben.

Die Konversation mit Grenzverletzern folgt einer bestimmten Struktur: Sie muss deutlich und eindringlich sein. Sätze wie

»Würden Sie mich bitte in Ruhe lassen« oder »Könnten Sie vielleicht Rücksicht auf mich nehmen« stacheln den Täter nur an. Gut möglich, dass er gar nicht kapiert, was Sie von ihm wollen. Womöglich möchten Sie zum Ausdruck bringen, dass Sie was Besseres sind? Ihn an seine Behausung in einem Schafsdarm erinnern? Sonst würden Sie doch normal mit ihm reden, nicht so geschwollen! Das muss er Ihnen jetzt mal erklären. In seiner Sprache. »Du Vollhorst!«, setzt er da schon an in geschliffener Aussprache, die als Tröpfchenregen auf Ihrer Brust niedergeht. »Jetzt hör mir mal genau zu, du Vollhorst.«

Um derartige Ergüsse zu vermeiden, ist es ratsam, von einem Zeitgenossen dieses Formats nicht zu erwarten, dass er Sie versteht. Begeben Sie sich auf sein Niveau. Dort existieren kein Bitte und kein Danke, keine Begründungen und keine Schachtelsätze. Am besten fahren Sie mit unmissverständlichen Anweisungen und Aussagen:

- Lassen Sie mich in Ruhe.
- Ich kenne Sie nicht.

Diese beiden Sätze können Sie auch zusammenfassen, allerdings haben sie dann die Maximallänge einer Äußerung gegenüber einem Würstchen erreicht: »Ich kenne Sie nicht, lassen Sie mich in Ruhe.«

Das Siezen des Täters ist wichtig, nicht um ihm respektvoll zu begegnen, sondern um anderen unüberhörbar zu signalisieren: »Dieser Mann ist mir fremd. Dies ist keine private Auseinandersetzung.« So erleichtern Sie es Ihren Mitmenschen, die sich möglicherweise aus falsch verstandener Diskretion nicht in eine private Streitigkeit eingemischt hätten, Ihnen zu helfen.

Sollten Sie berührt oder begrapscht werden, sagen Sie laut und deutlich:

»Nehmen Sie Ihre Hand da weg.«

»Nehmen Sie Ihre Hand von meiner Schulter.«

»Nehmen Sie Ihre Hand von meinem Oberschenkel.«

Sie können hinzufügen: »Sonst schreie ich den ganzen Bus zusammen.«

Oder wahlweise: »Sonst rufe ich die Polizei.«

Man kann nicht behaupten, Sie wären unhöflich, auch wenn Sie kein Bitte anfügen. Wie auch immer: Es wirkt. Rund 70 Prozent der Täter lassen dann von ihren Opfern ab, die gar keine mehr sind, weil sie durch ihre Wortwahl und ihr Auftreten die Situation geklärt und ihre Grenzen behauptet haben.

Üben Sie das verbale Setzen von Grenzen, wann immer Sie Gelegenheit dazu haben. Beim Autofahren, beim Spazierengehen, wenn niemand Sie hören kann. Auch zu zweit können Sie üben – und bekommen dadurch sogleich Rückmeldung, wie überzeugend Sie auftreten.

Nach einem solchen Sprachtraining hätte auch Ilonas Performance anders ausgesehen:

Da der Bus inzwischen sehr voll war, konnte sie nicht den Sitzplatz wechseln. Das war aber auch nicht nötig, denn sie wusste sich anders zu helfen. Als Sven sie fragte: »Magst mal trinken«, antwortete sie mit einem höflichen »Nein danke«.

Sven streckte seine Hand vor. »Ich bin übrigens der Sven.«

Ilona ignorierte die Hand, schaute ihm direkt und mit einem ernsten Blick in die Augen und sagte: »Ich möchte meine Ruhe haben und bin nicht auf der Suche nach einem Gespräch.«

Bernd und sein Kumpel grinsten. »Ho, ho, ho.«

Was Sven provozierte. Er musste nachlegen. »Jetzt nimm doch mal 'nen Schluck, damit du endlich locker wirst«, forderte er Ilona auf. Damit setzte er seinen Fuß deutlich über ihre Grenze.

»Lassen Sie mich in Ruhe«, antwortete sie mit lauter, kräftiger Stimme.

Sven zuckte die Achseln und meinte zu Bernd: »Nächstes Mal setzen wir uns dahin, wo ich will, nicht, wo du willst.«

Während der restlichen Fahrt blieb Ilona ungestört, die drei Männer würdigten sie keines Blickes. Als sie ausstiegen, flüsterte eine ältere Dame ihr zu: »Gut gemacht!«

Diese ältere Dame hätte auch selbst eingreifen können, wenn Ilona die Situation nicht erfolgreich gelöst hätte.

»Brauchen Sie Hilfe?«, hätte sie Ilona fragen können, wenn es ihr selbst nicht möglich gewesen wäre, die Situation richtig einzuschätzen: Kennen die sich? Oder wird die junge Frau von Fremden bedrängt? Oder kennen sie sich und bedrängen sie sie trotzdem?

Hätte Ilona bestätigt: »Ja, ich brauche Hilfe«, hätte die Dame sie auffordern können: »Kommen Sie doch zu mir, hier ist noch Platz.«

Da Ilona am Fenster saß, hätte sich das etwas schwierig gestalten können, sie hätte über die Beine der Aggressoren steigen müssen. Also: besser am Gang sitzen!

Die ältere Frau hätte ihrerseits auch weitere Hilfe anfordern können, durch Verteilung von Aufträgen: »Sie da mit der blauen Kappe, gehen Sie vor zum Busfahrer und sagen Sie ihm, dass hier jemand belästigt wird. Und Sie mit dem Handy: Rufen Sie die Polizei!«

Das wird höchstwahrscheinlich nicht mehr nötig sein, da die Aggressoren sofort ablassen. Sie meiden die Polizei, so gern wir unsererseits ihre Bekanntschaft machen – weshalb Sie uns in einer solchen Situation auch dann anrufen sollten, wenn sie schon geklärt ist. Wir wissen einfach gern, wer wann wie unterwegs ist.

Auch schlechte Träume sind nur Träume

Viele Menschen fühlen sich unwohl in Tiefgaragen, Parks und in U- und S-Bahnhöfen bei Nacht. Nach Möglichkeit meiden sie diese persönlichen Angsträume. Aber das ist nicht immer möglich, und wenn dann eine solche Mutprobe ansteht, ist die negative Erwartungshaltung hoch. Täter haben diese Erwartung des Schlimmsten auf ihrem Radar, die ihr Gegenüber von vornherein einschüchtert, schwächt.

Es gibt keine polizeiliche Statistik, die den Wahrheitsgehalt von Angsträumen belegt. Aber Krimis haben uns geprägt. An Geisterbahnorten wie Parks bei Nacht und in Tiefgaragen wird das Grauen gern in Szene gesetzt. Doch Parks und Tiefgaragen bieten Tätern aus unserer Erfahrung zu wenig Publikumsverkehr. Dennoch lassen manche Mieter eines Tiefgaragenplatzes ihren Wagen, wenn es mal spät geworden ist, lieber draußen stehen, als den Parkplatz anzufahren; zuweilen müssen sie dafür sehr lange nach einer freien Stelle an der Straße suchen. Bloß nicht in die Garage mitten in der Nacht!

Männer fühlen sich in Tiefgaragen genauso unwohl wie Frauen. Es sind auch keine ansprechenden Orte mit den niedrigen Decken und der dämmrigen Beleuchtung. Überall Schatten, und all die nicht einsehbaren Ecken und seltsamen Geräusche. Klackert da jetzt eine Heizungsanlage, ein Fahrstuhl oder setzt vielleicht jemand sein Gewehr zusammen? Männer müssen in Tiefgaragen im Gegensatz zu Frauen ohne Sonderparkplätze in Ausgangsnähe zurechtkommen. Um diese Benachteiligung zu kaschieren, reißen sie gern Witze über die bequemen Parkplätze, die es den Frauen ermöglichen, noch mehr einzukaufen, weil sie die Beute dann nicht so weit schleppen müssen.

Sie brauchen keine Tiefgaragen und Parks zu meiden, auch nicht nachts! Täter haben meistens etwas Besseres zu tun, als sich nach Einbruch der Dunkelheit hinter Bäume zu stellen und auf ein Opfer zu warten. Wenn im Park etwas passiert, dann häufig im Zusammenhang mit einer Gruppe, die sich dort gestritten hat. Allein im Park können Sie sich relativ sicher fühlen.

Angsträume sind subjektiv. Manche Menschen fühlen sich unwohl in voll besetzten U- oder S-Bahnen, andere in leeren. Jeder von uns reagiert auf unterschiedliche Eindrücke. Wir alle sind das Ergebnis unserer Vergangenheit – welche Erfahrungen haben wir gemacht? Sollte die Tiefgarage zu Ihren Gruselorten zählen, nachfolgend einige Tipps:

- Aufmerksam sein.
- Wenn Sie etwas hören oder sehen, das Ihnen komisch vorkommt: nicht ignorieren, sondern kontrollieren! Hinhören, hinschauen!
- Schnaufen! Niemals die Luft anhalten.
- Wenn möglich immer in der Mitte gehen, so sind die Seiten besser einsehbar. Und tritt doch der unwahrscheinliche Fall ein, dass jemand aus dem Dunkeln hervorspringt (ein vergessener Statist aus einem Krimi?), muss er erst einige Meter überwinden, ehe er bei Ihnen ist.
- Den Autoschlüssel zwischen die Finger klemmen. Ersetzt die Waffe, sollte ein Einsatz nötig sein.

Sich selbst im Weg stehen

Der junge Mann, der nach dem Diskobesuch von einem Vollbärtigen verprügelt wurde, bekommt Gänsehaut, wenn ihm einer begegnet, der ihn an den Gewalttäter erinnert. Viele Menschen fürchten sich vor Skinheads oder Punkern, andere haben Angst vor Langhaarigen, die sie für drogenabhängig halten, oder vor Turbanträgern, in denen sie Attentäter vermuten. Nicht wenige dieser Vorurteile werden durch die Medien geschürt. Wer sich über seine Voreingenommenheit nicht im Klaren ist, kann auch das Reaktionsmuster nicht stoppen, das dann abläuft: Ich fühle mich unwohl in einer voll besetzten U-Bahn, Langhaarige sind mir suspekt, jetzt steigen zwei von denen ein und stellen sich sehr dicht zu mir. Sofort wird mir heiß. Ein Gefühl der Enge macht mich atemlos. Ich versuche mich so klein wie möglich zu falten, damit die mich nicht sehen. Schaue auf den Boden, verstecke mich hinter meiner Zeitung. Und kriege gar nicht mit, dass der kurzhaarige junge Mann zwei Reihen weiter mich interessiert mustert. Schon steht er auf. Als hätte er ein Ziel ...

Vermeiden Sie es, als potenzielles Opfer aufzutreten! Üben Sie in der Öffentlichkeit ein selbstbewusstes Erscheinungsbild. Wenn Sie es allein nicht schaffen: Besuchen Sie einen Kurs zur Selbstbehauptung. Dann sind Sie gut vorbereitet und unterbinden es vielleicht sogar, dass in einer für Sie brenzligen Situation Ihr Panik-Schema ausgelöst wird: Ein Täter, der in Ihr Feindbild, das gleichzeitig Ihr Angstbild ist, passt, überrascht Sie. Panik steigt hoch. Wird schlimmer. Obwohl noch nichts Dramatisches geschehen ist, sehen Sie sich bereits verprügelt und/oder vergewaltigt im Straßengraben liegen. Oder Sie haben Angst, in der Öffentlichkeit lächerlich gemacht zu werden.

Sobald die Faktoren Überraschung und Angst zusammentreffen, übernimmt das Unterbewusstsein die Kontrolle. Jetzt läuft das Programm Selbsterhaltung ab, das genetisch in uns verankert ist. Wir brauchen es heute nicht mehr so oft wie früher, weil wir keine Bären mehr jagen. Aber es läuft ab wie vor Hunderttausenden von Jahren und macht den Körper bei drohender Gefahr mobil. Der Alarm, der ausgelöst wird, beschleunigt Herzschlag und Atmung, spannt die Muskulatur an, durchblutet sie. Es gibt jetzt zwei Handlungsmuster, Flucht oder Angriff. Beide Verhaltensweisen erfordern einen hohen Krafteinsatz. Unser Organismus ist so fantastisch konstruiert, dass er in Gefahrensituationen blitzschnell die notwendige Energie am rechten Ort bereitstellt. Gleichzeitig wird die Aktivität der im Moment nicht lebensnotwendigen Funktionen – beispielsweise das Verdauungs- oder Immunsystem – auf ein Mindestmaß reduziert. Das alles läuft automatisch ab. Wir können in einem solchen Moment nicht denken, denn das System, das unser Überleben garantieren soll, hat nur den Intelligenzquotienten eines dementen Schafs. Wir spüren auch keine Angst. Die wird beiseitegeschoben, nach hinten gerückt. Das auf einen Alarmzustand umgestellte Gehirn konzentriert sich einzig und allein auf die Wahl, die es getroffen hat. Selbst ein im Zweikampf geschulter Athlet kann in einer derartigen Situation die Flucht vorziehen. Was man konkret gemacht hat, wenn man bedroht wurde, das weiß man immer erst danach. Ob ich also meine Beine in die Hand genommen oder gegen das Knie meines Gegners getreten habe.

Wenn eine Situation bereinigt ist, kehrt auch das Denkvermögen zurück – und die Angst wird erneut durchlebt. Viele Menschen fangen dann zu schlottern an, das zuvor in Mengen ausgeschüttete Stresshormon Adrenalin baut sich ab, sie fühlen sich wie gerädert.

Und wie sieht es mit der Wahl zwischen Angriff oder Flucht bei Tätern und Opfern aus? Da die Täter, die von mir durchleuchtet werden, schwache Persönlichkeiten sind, flüchten sie, wenn es suboptimal für sie läuft. Oder haben Sie schon mal ein Würstchen am Grill gesehen, das sich die Fleischgabel schnappt?

Nicht alle Menschen können wegrennen, sie können aber auch nicht angreifen. Sie fliehen quasi nach innen, und so halten sie still wie das Kaninchen vor der Schlange. Sie sind zwar körperlich anwesend, aber zu keiner Reaktion fähig, schreckstarr. Alles ist blockiert, nichts geht mehr. Vielleicht hat das Kaninchen Glück und die Schlange sieht es nicht. Es muss irgendwann mal geklappt haben, sonst gäbe es dieses Programm nicht. Doch der Täter reagiert auf das Stillhalten seines Opfers anders als die Schlange.

Zu beobachten ist, dass viele Menschen heute eher in einen Angriff übergehen, wenn andere bedroht sind. Wenn eine Ungerechtigkeit für sie deutlich zu erkennen ist. Wenn sie selbst angegriffen werden, sind viele oft erstaunlich wehrlos. Aber für andere fassen sie sich ein Herz – wenn sie deutlich mitbekommen, dass diese in Not sind.

Machen Sie sich bewusst, dass der Vorteil eines Täters immer in seiner Überraschung liegt. Sie haben nicht damit gerechnet. Sie haben sich nicht auf diesen Moment vorbereitet. Deshalb sind Sie kurzzeitig im Nachteil. Aber das holen Sie auf!

Vom Kaninchen zur Kobra

Menschen, die leichter als andere zu Opfern werden, sind meistens sehr liebenswert. Sie denken nicht nur an sich, sondern achten auch auf andere, im Umgang zeigen sie sich freundlich und mitfühlend. Leider ziehen sie damit Täter an, die auf mitfühlende Menschen herabblicken, weil ihnen diese Eigenschaft oft gänzlich fehlt und sie sie mit Schwäche gleichsetzen. Es ist bitter, dass gerade solche Menschen Opfer von Übergriffen werden. An dieser Stelle möchte ich nochmals sagen: Jeder kann zum Opfer werden. Jeder und jede. Und: Ein Opfer trägt keine Schuld. Aber es gibt ein bestimmtes Verhalten, das Täter geradezu anzieht:

- Sich verstecken, hinter einer Zeitung oder durch Herumkramen in einer Tasche etc.
- Sich klein machen

- Sich hängen lassen: Schultern, Kopf
- Verschlossene Körperhaltung
- Blickkontakt vermeiden
- Ausstrahlung: bloß nicht auffallen
- Leise Stimme
- Ausweichendes Verhalten auf klare Ansprache
- Häufige Entschuldigungen
- Keine Stellung beziehen

Leider sind das zum Teil Eigenschaften, die Mädchen unter dem Sammelbegriff »lieb sein« anerzogen werden. Was sich bei Mädchen nicht schickt, ist bei Jungs eine Auszeichnung: Die machen sich nicht klein, die prügeln sich im Pausenhof, toll, wie durchsetzungsstark die sind. Prügelnde Mädchen sind dagegen … ja, was eigentlich? Ich glaube, dafür gibt es nicht einmal ein Wort. Peinlich? Böse? Asozial?

Wer jedoch lernt, sich durchzusetzen – und dazu genügen eine laute Stimme, eine aufrechte Körperhaltung, ein klares Auftreten –, lebt ein selbstbestimmtes und wahrscheinlich auch glücklicheres Leben, weil er nicht so oft Dinge tut, die er eigentlich nicht tun will … um des lieben Friedens willen … weil die anderen das erwarten … weil man das so macht. Allerdings zeigt sich wahre Durchsetzungsstärke in Gewaltlosigkeit. Gewalt wird von Würstchen eingesetzt, weil sie über keine wirkliche Durchsetzungsstärke verfügen.

Das »klassische Opfer«, wie wir Polizisten es leider kennen, also jener Mensch, der häufig in unangenehme Situationen gerät, will immer nett sein. Höflichkeit stellt einen hohen Wert dar. Diese Person ist freundlich im Umgang mit anderen und steckt eher mal zurück, als sich in den Vordergrund zu drängen. Allein diese Beschreibung macht klar, warum so viele Frauen in die Opferfalle gehen: Von ihnen wird freundliches Verhalten erwartet. Eine pöbelnde Frau in der Öffentlichkeit ist ungewöhnlich. Die muss betrunken sein. Ein pöbelnder Mann ist vielleicht auch betrunken, aber: Das kennt man ja. Männer halt.

Für die netten Männer, zu denen ich mich natürlich zähle, sind solche Männerklischees nicht angenehm. Aber ich will jetzt nicht jammern und Ihr Mitleid erheischen. Kümmern wir uns lieber darum, lustvolle Spielverderber zu werden. Und, liebe Leserin: Was ist so schlimm dran, mal zickig zu sein, Haare auf den Zähnen zu zeigen, die Zähne zu fletschen! Sie richten das ja nicht gegen jemanden, den Sie mögen, sondern gegen jemanden, der Ihnen im günstigsten Fall nichts Gutes, im ungünstigsten Fall etwas Böses antun will. Da ist es auch einer Frau erlaubt, mal laut Nein zu sagen und Grenzen zu setzen.

Denn wenn eine Frau das Spiel des Täters mitspielt und immer lieb und freundlich bleibt, unterliegt sie leicht dem Trugschluss, sie kontrolliere die Situation. Und das kann fatale Folgen haben. Sie kontrolliert den Täter eben nicht, sie weiß nicht, was in seinem Kopf vorgeht. Während er dagegen nur allzu gut weiß, welches Programm bei ihr abläuft: Angst. Und das hat bekanntlich nicht besonders viele Verhaltensalternativen.

Wer die Verantwortung für sich selbst übernimmt, erkennt, dass er am Verlauf des Geschehens beteiligt ist. Das Opfer-Verhalten von Ilona im Bus trägt zur Eskalation einer Situation bei, obwohl sie glaubt, sie tue alles dafür, diese zu deeskalieren. Sie trinkt sogar aus der widerlichen Bierflasche. Damit stiftet sie aber keinen Frieden, sondern geht auf den Täter ein, lässt ihre Grenzen verschwimmen, gibt ihm Raum, erduldet Körperkontakt.

Das alles bestärkt den Täter.

Der kann sogar guten Gewissens behaupten: Woher sollte ich wissen, dass die das nicht wollte? Sie hat mir doch klar gezeigt, dass sie es will, sie hat doch mitgemacht. Das führt ein Täter später sogar als Rechtfertigung an. Wie gesagt, er ist nie schuldig, sie hat ihn quasi provoziert, sie wollte das alles.

Sobald körperliche Gewalt ausbricht, wird alles noch viel schlimmer. Das am Boden liegende Opfer beflügelt den Täter im Machtrausch, immer heftiger zuzuschlagen, zuzutreten. Und wenn es sich gar noch zusammenkrümmt wie ein Embryo, um den Oberkörper und die inneren Organe zu schützen, wird erst recht reingetreten. Die hilflose Haltung feuert die Ausübung von Gewalt an. Jetzt ist der Täter absolut auf der Siegerstraße. Sein Opfer unterwirft sich total, und das brutale Potenzial des Täters explodiert im Machtrausch.

Ein solcher Täter ist psychisch nicht gesund. Ein gesunder Mensch würde die Grenzen zur Gewalt nicht überschreiten, zumindest nicht ohne Grund. Außer, man würde ihn angreifen. Ein stabiler Mensch hat ein moralisches Gewissen. Viele Polizeibeamte geraten in einen Konflikt, wenn sie dienstlich Gewalt anwenden müssen. Auch wenn das rechtlich einwandfrei ist und manche Maßnahmen nur so durchgesetzt werden können, weil sich ein randalierender, betrunkener Täter beispielsweise nicht festnehmen lässt. Wer sich an Gewalt berauscht, hat die Kontrolle verloren. Ein psychisch gesunder Mensch erlebt keine guten Gefühle, wenn er andere demütigt.

Brutale Übergriffe können überall stattfinden, wo Menschen zusammentreffen. Seien Sie wachsam und erkennen Sie den Anfang einer Tortur für die Opfer – Stichwort Mobbing. Auch das fängt klein an und kann sich unter vielerlei Deckmänteln tarnen. Hören Sie auf Ihr Bauchgefühl. Sie helfen nicht nur sich selbst damit, sondern auch anderen. Und das macht ein wirklich gutes Gefühl!

Verhaltenstipps

Ein selbstsicheres Auftreten

- Gehen Sie unangenehmen Überraschungen aus dem Weg, indem Sie stets aufmerksam Ihre Umgebung wahrnehmen.
- Sobald Ihnen etwas beunruhigend vorkommt: Handeln Sie! Werden Sie aktiv, warten Sie nicht ab.
- Aktiv ist attraktiv! Nicht passiv!
- Kontrollieren Sie Ihre Körperhaltung.
- Schauen Sie nicht zu Boden.
- Vertrauen Sie Ihrer eigenen Wahrnehmung.
- Setzen Sie auf Ihre Stärke.

Mutprobe
Spieglein, Spieglein an der Wand

Stellen Sie sich vor den Spiegel und sagen Sie laut und deutlich: »Ich kenne Sie nicht. Lassen Sie mich in Ruhe. Fassen Sie mich nicht an!«

Sprechen Sie mit lauter, klarer Stimme.

Schauen Sie in Ihr Gesicht: Sind Sie glaubwürdig?

Kontrollieren Sie Ihre Körperhaltung, entwickeln Sie sich vom Kaninchen zur Kobra.

6 Das Böse lauert nicht im Dunkeln

Die meisten Menschen glauben, wie bereits ausgeführt, das Böse lauere im Dunkeln. Auf jeden Fall zur Nachtzeit. Viele, besonders ältere Menschen, trauen sich dann nicht mehr aus dem Haus. Das ist doch bekannt, dass in der Finsternis hinter jeder Häuserecke ein schwarz Maskierter lauert und dann …

Der müsste aber lange warten, womöglich bis er schwarz wird. Täter, mit denen wir uns hier beschäftigen, sind nicht dumm. Sie wissen, dass sie tagsüber eine viel größere Auswahl haben als nachts. Hinzu kommt, dass sie ja keine planvoll handelnden Menschen sind, sondern spontan reagieren: auf Signale. Wer macht einen unsicheren Eindruck? Bei wem könnte ich leichtes Spiel haben? Wer lässt sich schnell einschüchtern? Bei Tageslicht ist das viel besser zu erkennen.

Caro liebt es, ihre Mittagspause in einem hippen Café zu verbringen. Sie fühlt sich immer wichtig, wenn sie mit ihren Unterlagen vom Fernstudium, das sie berufsbegleitend begonnen hat, auf einer der Couches in der Lounge sitzt, Cappuccino mit Karamellgeschmack trinkt und einen Apfel-Muffin isst. Jeden Tag klappt es nicht, aber zweimal in der Woche »braucht sie das einfach«, wie sie ihrem Freund erzählt hat, der nicht versteht, warum es Caro genau zu diesem trendigen Ort zieht. Steht sie auf die coolen Typen dort? Caro behauptet, sich dort für niemanden zu interessieren, sie wolle nur in Ruhe lernen. Aber eben »mit Ambiente«.

Und genau das hat sie auch an diesem Mittwoch vor, ein schöner, aber schon etwas herbstlicher Spätsommertag. Sie erwischt sogar ihren Lieblingsplatz hinten in der Ecke. Caro ist Anfang dreißig, eine gepflegte Erscheinung. Die Optik sagt jedoch wenig darüber aus, ob eine Frau belästigt wird. Die Optik ist einem Täter egal. Ihm geht es allein um die Ausstrahlung, die Signale, die sie aussendet: sicher oder unsicher. Sie werden meistens unbewusst geäußert. Deshalb ist es so wichtig, sie sich klarzumachen, um sie dann steuern zu können.

Meine Kurse zur Zivilcourage besuchen oft Frauen über fünfzig, die sich aufgrund ihres Alters, was sexuelle Übergriffe betrifft, eigentlich sicher fühlen: »Für einen Täter, der so was will, komme ich nicht mehr in Frage. Der schnappt sich lieber ein junges Mädchen.«

»Das hängt davon ab, um welchen Tätertypus es sich handelt«, entgegne ich in diesen Fällen. »Bei dem Tätertypus des Vergewaltigers, der extremsten Form der Machtausübung, gibt es verschiedene Motive. Eines liegt in der Bestrafung seiner Mutter. Wenn der Täter zu diesem Typus gehört, fallen nicht nur junge Frauen in sein Beuteschema. Aber keine Sorge: Das Alter allein macht Sie zu keinem potenziellen Opfer. Es ist immer die Ausstrahlung, und daran arbeiten wir in diesem Kurs. Am Ende wissen Sie, nach welchen Kriterien Täter ihre Opfer aussuchen.«

Es spielt keine Rolle, ob jemand lange oder kurze Haare, einen kurzen oder langen Rock trägt. Manchmal sehe ich junge Frauen über den Hauptbahnhof laufen, da frage ich mich im ersten Moment, ob sie ihre Wohnungen überstürzt verlassen haben, weil sie quasi in Unterwäsche unterwegs sind. Vom Top, das sich nahezu auf einen BH beschränkt, zum Minirock, der eigentlich nur ein etwas breiterer Gürtel ist. Auf High Heels, mit denen ich mich keine drei Meter fortbewegen könnte, ohne mir komplizierte Mehrfachbrüche zuzuziehen, laufen sie selbstbewusst durch die Gegend, die Nase immer ein bisschen oben. Wunderbar! Sie machen es genau richtig: Sie sind hochnäsig! Deutlich setzen sie Signale. *Komm du mir nur zu nahe, quatsch mich blöd an, und ich zerquetsch dich unter meinem Stöckel!* Um diese Frauen mache ich mir als Polizeibeamter weniger Sorgen als um die verhuschten Gestalten in den körperverhüllenden Klamotten, um die Unsicheren, die nicht schreiten, sondern schleichen, mit hängenden Schultern, eingesunkenem Brustkorb, kraftlos.

Ein selbstbewusstes Auftreten macht dem Täter Angst. Da findet er keinen Einstieg. Er muss sich sehr anstrengen. Das will er nicht. Er will es sich leicht machen, denn er hat Angst vor einer Abfuhr. Also sucht er sich von vornherein solche Opfer, bei denen das eher unwahrscheinlich ist. Solche, die sich kleinmachen, sich zu verstecken scheinen – eigentlich bin ich gar nicht da. Doch, das sind sie. Für den Täter. Riesengroß und unübersehbar: die da!

Tim betritt das Café. Während er an der Theke auf seine Bestellung wartet, scannt er den Raum. Sein Blick verharrt auf Caro. Das merkt sie. Kurz schaut sie zu ihm hin, dann aber gleich wieder weg, um ihm zu zeigen: Ich will meine Ruhe haben.

Zu der setz ich mich, beschließt Tim. Schließlich hat sie ihn mit ihrem Ausweichen dazu aufgefordert.

Zwei Minuten später steht Tim mit seinem Tablett vor Caro. »Ist hier noch frei?«, fragt er lächelnd.

Nein, denkt Caro, die keine Ahnung hat, dass sie ihn gleichsam eingeladen hat, sich zu ihr zu setzen. Sie will nicht, dass jemand bei ihr Platz nimmt. Aber das traut sie sich nicht zu sagen. Denn genau genommen gibt es noch drei freie Sitzgelegenheiten an ihrem Tisch. Neben ihr auf der Couch, da wird er sich aber nicht niederlassen, das wäre unhöflich, überlegt sie, und gegenüber stehen zwei Stühle. Sicher, sie könnte lügen, aber wenn sie behauptet, die Plätze seien besetzt, und der Typ dann mitkriegt, dass niemand kommt … Nein, das macht man nicht. Also nickt Caro.

Wahrscheinlich hätte Tim sich auch gesetzt, wenn sie versucht hätte, ihn abzuwimmeln. Doch dann wäre von vornherein klar gewesen, was sein Ziel ist: Caro stören. So tappt sie im Dunkeln. Noch. Allerdings wundert sie sich über seine Dreistigkeit, neben ihr auf der Couch Platz zu nehmen. Dann denkt sie, dass das der bessere Platz ist. Viel bequemer. Sie selbst sitzt ja auch am liebsten auf der Couch, also kann sie ihm das nicht übel nehmen.

»Na, hast du auch Mittagspause?«, fragt Tim freundlich, während er ein Päckchen Zucker aufreißt und in seinen Kaffee schüttet.

Caro grummelt irgendetwas. Sie will ihre Ruhe. Und sie möchte auch nicht geduzt werden von einem, den sie gar nicht kennt und auch nicht kennenlernen will, selbst wenn er nicht unsympathisch aussieht. Längst hat sie ihn gescannt. Gepflegte Erscheinung, glatt rasiert, gut gekleidet, normaler Typ. Das hat sie entspannt. Wäre er von Kopf bis Fuß tätowiert oder gepierct, hätte er grüne oder blaue Haare, würde sie sich noch unwohler fühlen.

Tim nimmt einen Schluck Kaffee, seufzt zufrieden, fingert in seiner Jackentasche herum. Ein Päckchen Zigaretten kommt zum Vorschein. Er zündet sich eine Zigarette an.

Das ist verboten, schießt es Caro durch den Kopf, und das sagt sie auch. Und sie begreift augenblicklich, warum er unbedingt hier sitzen will: Weil man den Tisch nicht gut einsehen kann. Hinten in der Ecke, dazu noch die große Palme davor. Tim zeigt sich wenig beeindruckt von ihrem Einspruch.

»Weißt du, ich finde, dass es überall zu viele Vorschriften gibt. Ständig wirst du eingeengt«, bemerkt er. »Wir sind doch mündige Bürger. Also, ich lasse mir nicht vorschreiben, wann ich rauche.«

Caro raucht zwar nicht, aber das mit den Vorschriften findet sie auch nicht in Ordnung. Sie nickt.

Tim erklärt, dass Deutschland überhaupt keine Politik mehr mache, nur noch Vorschriften, und zählt einige auf.

Caro schmunzelt. Ja, das klingt wirklich abstrus.

»Übrigens, ich bin der Tim.« Er streckt eine Hand vor.

Caro ergreift sie reflexartig. Wenn einem jemand die Hand reicht, muss man sie schütteln. Das gebietet die Höflichkeit. »Caro.«

Dann möchte sie doch gern wieder in ihren Unterlagen lesen, obwohl sie merkt, dass es nicht klappen wird. Tim stört sie. Er stört ihre schöne Mittagspause. Sie will nicht so nah mit einem Fremden auf »ihrer« Couch sitzen. Vor allem nicht, wo er sie nun auszufragen beginnt.

»Bist du öfter hier?«, fragt Tim. »Ich habe dich hier noch nie gesehen.« Innerlich verdreht Caro die Augen. Was für eine plumpe Anmache. Aber dann lächelt er charmant und sagt glatt: »Das klingt jetzt echt wie der Klassikerspruch, aber ich bin häufig hier. Und du wärst mir sofort aufgefallen.«

»Ich bin schon manchmal hier, in der Mittagspause.«

»Du arbeitest in der Nähe?«

»Ja. Drüben in der Stadtsparkasse«, sagt Caro.

»Wo?«, fragt Tim und rückt näher. »Es ist so laut hier.«

»In der Stadtsparkasse«, wiederholt Caro ungehalten. Wieso sagt sie ihm das? Und wieso kommt er so nah? Ist der schwerhörig?

Sie versucht von ihm wegzurutschen, doch die Lehne der Couch lässt sich nicht erweichen.

»Ich finde dich total nett«, bemerkt Tim. »So locker und unkompliziert. Das mag ich bei Frauen.«

Caro will noch immer ihre Ruhe. Aber wer möchte schon das Gegenteil von locker und unkompliziert sein? Locker und unkompliziert ist ein Kompliment.

Caro denkt nicht darüber nach, dass ein Kompliment nur wertvoll ist, wenn man den Absender schätzt. Sie ist von der ungewollten Nähe zu diesem Fremden total überfordert und hat nicht mehr allzu viele Kapazitäten frei, die Situation einzuschätzen und zu reagieren. Sie ist völlig blockiert. Längst hätte sie aufstehen und weggehen sollen. Was ihr aber erst Stunden später einfallen wird. Sie muss nicht an einem Tisch mit einem Fremden sitzen, der ihr auf die Pelle rückt. Sie hätte Nein sagen sollen, als er nach dem freien Platz fragte, und wenn er sich trotzdem neben sie gesetzt hätte, sofort aufstehen und einen anderen Platz suchen müssen, egal, ob man das tut oder nicht. Aber da sie in ihrer Gedankenschleife hängen bleibt – es gehört sich nicht, so eng aufzurücken, auch nicht, im Café zu rauchen –, kann sie nicht mehr adäquat reagieren.

»Hast du einen Freund?«, will Tim wissen.

»Ja.«

»Aber wir können uns trotzdem mal treffen, oder? So eine Mittagspause ist verdammt kurz.«

Caro kratzt ihren Mut zusammen. »Nein, das möchte ich nicht«, sagt sie.

»Dein Freund braucht das ja nicht zu erfahren«, schlägt Tim vor.

Caro will sich nicht mit Tim treffen. Er ist ihr jetzt regelrecht zuwider. Und wie eklig er nach Rauch stinkt. Ihr ist fast übel. Aber sie traut sich immer noch nicht, ihm eine klare Abfuhr zu erteilen. Sie will ihn nicht kränken. Womöglich reagiert er sonst aggressiv. Warum lässt er sie nicht endlich in Ruhe?

»Wirklich, ich hab echt nichts gegen dich«, lügt sie. »Du bist ein total netter Typ«, beschwichtigt sie weiter. »Aber ich will mich nicht mit dir verabreden.«

Tim stößt einen Schwall Rauch aus, drückt die Zigarette aus und legt den Arm hinter Caro auf die Couch. Sie versteinert. Er flüstert ihr ins Ohr: »Dein Freund weiß gar nicht, was er an dir hat. Das seh ich dir doch an. Also, wenn ich so 'ne Frau hätte wie dich, die würde ich auf Händen tragen. Jeden Tag 'ne rote Rose würde ich dir schenken.«

Er rückt noch ein Stück näher. Caro kann nicht mehr richtig

denken. Am liebsten würde sie aufstehen und wegrennen. Aber sie will nicht auffallen. So ein Idiot! Was erzählt der ihr für einen Scheiß! Glaubt der, darauf würde sie abfahren? Wie kommt sie hier bloß weg? Da hat sie einen Geistesblitz. Sie schaut auf ihre Uhr, ruft: »Um Himmels willen! Meine Mittagspause ist zu Ende!« und springt auf.

Tim zieht sie am Arm nach unten. »Aber ich hab deine Telefonnummer noch gar nicht.«

Caro nennt sie ihm und vertauscht die Ziffern.

»Moment«, widerspricht Tim. »Das kann ich mir nicht merken. Hast du was zum Aufschreiben?«

»Ja, klar«, sagt Caro, ihrem Ziel nahe. Sie greift in ihre Handtasche und holt einen Kugelschreiber heraus. Sie will nicht, dass er ihn anfasst mit seinen stinkenden Nikotinfingern. Schreibt die Handynummer selbst auf. Die richtige. Weil sie komplett durcheinander ist.

»Super, danke«, sagt Tim und verspricht: »Ich melde mich.«

»Okay, mach das«, erwidert Caro, obwohl sie das auf keinen Fall möchte. Sie rafft ihre Unterlagen zusammen und verlässt fluchtartig das Café.

Draußen atmet sie tief durch. Ihr Herz schlägt bis zum Hals. Durch die Fensterscheibe erspäht sie, dass Tim ihren Muffin isst. Sie könnte heulen. Am liebsten würde sie duschen und Zähne putzen. Sie hat das Gefühl, nie wieder eine schöne Mittagspause in diesem Café verbringen zu können.

Tim macht die Beine unterm Tisch lang und grinst breit. Nicht ganz optimal gelaufen, aber ziemlich gut. Jedenfalls hat er die Telefonnummer. Da wird er später doch mal anrufen und kontrollieren, ob sie ihm die richtige aufgeschrieben hat. Zum Beispiel könnte er sagen, dass sie ihren Muffin vergessen hat. Er könnte ihr einen bringen. Vielleicht arbeitet sie ja in der Schalterhalle? Da kann er auch einfach in die Stadtsparkasse reinspazieren. Falls sie ihm die falsche Telefonnummer gegeben hat.

Bestimmt freut sie sich, ihn so schnell wiederzusehen ... Oder ...
Tim schaut sich selbstzufrieden um. Wer sitzt denn eigentlich da
drüben? Die sieht ja süß aus.

Caro und Tim haben wunderbar miteinander gespielt – nach seinen Regeln, die er bewusst setzte. Und Caro reagierte unbewusst darauf. Sie hat versucht, eine kommunikative Lösung zu
finden. Oder Tims Benehmen zu rechtfertigen. Doch er war ihr
immer einen Schritt voraus – und Caro damit beschäftigt, sein
Verhalten einzuordnen, zu erklären, zu überlegen, wie sie darauf reagieren sollte, zu überprüfen, ob ihre eigenen Reaktionen
mit ihrem Wertesystem übereinstimmten. Tim hatte die Fäden
in der Hand, von Anfang an kontrollierte er die Situation. So
verschaffte er sich eine schöne Mittagspause und ein gutes Gefühl.

Tim hat es Caro schwer gemacht, Grenzen zu setzen. Er hat
seine wahren Absichten verschleiert, durch Charme und angeb-
liches Rebellentum – ich rauche, wann es mir passt, ich duze,
wen ich will. Caro gab Tim durch ihr ausweichendes Verhalten
immer mehr Raum, sodass er sich richtig entfalten konnte. Ist es
nicht erschreckend, wenn man erkennt, dass man einem fremden Menschen, den man nicht ausstehen kann und dem man
nicht einmal einen Plastikkugelschreiber leihen will, seine kor-
rekte Telefonnummer aufschreibt? Dass man, obwohl man auf
keinen Fall Kontakt mit ihm wünscht, ihn auffordert, sich zu
melden? Ja, es ist erschreckend, wie wir reagieren, wenn wir in
die Enge getrieben werden: kopflos.

Sich das bewusst zu machen, führt aber auch zum Aufzeigen von Auswegen und zur Verhaltensveränderung. Ein Man-
tra hierzu wäre: »Das geht den einen Scheißdreck an.« Oder für
diejenigen, die prinzipiell nicht fluchen: »Ich will nicht, dass der
was von mir erfährt.« Oder: »Der interessiert mich nicht.« Der
letzte Satz ist der beste, denn hier bestimmen Sie voll und ganz

darüber, mit wem Sie es zu tun haben wollen, nach Ihren Spielregeln.

Leonie geriet bei McDonald's in eine ähnliche Situation wie Caro im Café. Die beiden Frauen kennen sich flüchtig, und nachdem Caro mir den Vorfall mit Tim erzählt hatte, empfahl sie Leonie den »netten Polizisten, der einem beim Neinsagen hilft«.

Leonie wurde von einem jungen Mann bedrängt, der sie unbedingt auf eine Cola einladen wollte. Sie lehnte höflich ab, er rückte ständig näher. Leonie wartete nicht so lange wie Caro, bis sie dem Täter eine deutliche Grenze setzte, aber dennoch zu lange, ehe es aus ihr herausbrach: »Ich will nichts mit Ihnen zu tun haben. Gehen Sie weg von mir!« Daraufhin beschimpfte der Täter sie: »Was bist du denn für eine Zicke! So was von scheiße bist du! Ich will dich zu einer Cola einladen, und du …«

Die Worte machten Leonie schwer zu schaffen. Sie war sehr verunsichert. Warum ging dieser Fremde sie so aggressiv an? Sie war doch zuerst höflich zu ihm gewesen. Sie hatte ihm nichts getan, bloß seine Cola abgelehnt. Sie wollte nicht, dass er so dicht aufrückte. Aber genau das war ihr Fehler: Höflichkeit ist gut und schön, wenn beide Seiten dieselbe Sprache sprechen. Wenn nur eine sie spricht, bringt das nichts.

Sollten Sie von einem Täter beschimpft werden, nehmen Sie es sich nicht zu Herzen. Überlegen Sie immer, wer Ihnen was zu verstehen gibt. Wie gesagt: Wenn jemand, den Sie nicht mögen, Sie lobt: »Du bist ein toller Typ«, bedeutet das nichts. Hören Sie dasselbe von einem Menschen, den Sie mögen oder bewundern, ist es Ihnen etwas wert.

Gehen Sie auf Distanz, wenn Ihr Bauchgefühl Sie zur Vorsicht mahnt. Das können Sie beruhigt tun, denn der Täter hat im Normalfall ja keinen Plan B. Im Gegenteil, er ist ziemlich überrascht, wenn sein Opfer anders handelt, als er es erwartet. Wenn es aus der Schreckstarre erwacht. Klar muss er dann ausfallend werden. Aber damit erschöpft sich seine Aktivität in fast allen Fällen. »Blöde Kuh«, wird er Ihnen wohl noch nachrufen. Aber das war's auch. Insofern ist ein »Blöde Kuh« nicht als Schmach, sondern als Kompliment zu verbuchen. Als Sieg auf ganzer Linie.

Das Ein-Euro-Feeling

Drei Männer zwischen Anfang und Ende zwanzig stehen am Bahnhofsplatz und trinken Bier, weil es dort günstig zu haben ist. Ein Euro der halbe Liter. Sie sind gut drauf, sie sind cool, reißen Witze über Vorbeigehende, belästigen aber niemanden. Sie sind die Größten, was kostet die Welt? Einen Euro.

Da kommt ein junger Mann in ihrem Alter aus dem Bahnhof. Mit einem schweren, einem sehr schweren Fehler auf dem Kopf. Der den dreien sofort auffällt. Hey, was ist mit dem los? Weiß der nicht, wo er ist? Spinnt der? Man befindet sich hier schließlich im Hoheitsgebiet des FC Bayern. Da wird eine schwarz-gelbe Kappe nicht geduldet. Schon gar nicht, wenn Borussia draufsteht. Hier gibt es nur eins: Rot-Weiß. Und in Ausnahmefällen Blau-Weiß. Aber Gelb-Schwarz, nein, geht gar nicht, das ist ein No-Go und mehr: eine bodenlose Provokation.

Einer von den dreien geht schnurstracks auf den Provokateur zu, reißt ihm die Mütze vom Kopf und wirft sie auf ein Vordach. Der Beraubte ist völlig überrascht, fassungslos.

»Was soll das?«, ruft er empört.

»Das ist hier verboten«, grinst der Rädelsführer, der schnell an seiner Körperhaltung auszumachen ist: breitbeinig, Arme über der Brust gekreuzt. Wie aufgepumpt steht er da. »Das dulden wir nicht. Ist ja wohl das Letzte, hier so aufzutauchen.« Seine beiden Kumpels, Benny und Lorenz, johlen.

»Aber ich hab doch überhaupt nichts gemacht«, beginnt Joachim sich zu verteidigen, womit er zeigt, dass er die Schuld akzeptiert.

Großspurig wendet sich der Rädelsführer an seine Kumpels: »Er hat nichts gemacht«, und an Joachim. »Hör mal«, er sticht mit dem ausgestreckten Zeigefinger durch die Luft, »du hast hier gar nichts zu melden. Und ob du was gemacht hast oder nicht, das entscheide ich, ist das klar!« Bedrohlich nähert er sich Joachim. Benny und Lorenz, die Mitläufer, lenken ein.

»Wir holen dir die Kappe wieder runter«, versprechen sie und machen sich an die Arbeit. Was gar nicht so einfach ist, aber sie schaffen es. Als Joachim nach der Kappe greifen will, reißt der Rädelsführer sie an sich und wirft sie Lorenz zu. Nach kurzem Zögern schmettert er sie Benny zu, und so geht es rund. Die drei spielen Tratzball mit dem Borussia-Fan.

»Hey! Gebt mir meine Mütze wieder!«

»Hol sie dir doch, hol sie dir, da!«

»Nein, da!«

»Fang!«

»Gebt mir meine Kappe zurück.«

»Fang doch, Versager! Bist wie alle Schwarz-Gelben! Wie willste da 'n Tor reinmachen, wenn du nicht mal 'ne Mütze fangen kannst.«

»Hol sie dir, los, verdien sie dir!«

Erneut landet die Mütze auf dem Dach.

»Jetzt reicht's«, ruft Joachim, aber seine Stimme klingt dünn. Was auch der Rädelsführer bemerkt. Grob rempelt er ihn an. Joachim stolpert.

»Gib's ihm, Jackie«, feuern Benny und Lorenz ihren Chef an, während sie sich raushalten.

Joachim kämpft noch um sein Gleichgewicht, als Jackie ihn erneut schubst.

»Super, Jackie! Zeig's ihm!«

Ja, das macht Jackie. Er drischt dem Strauchelnden mit der Faust auf die Nase, aus der sofort Blut schießt. Joachim nimmt nun die Beine in die Hand und läuft weg, Passanten weisen ihm den Weg zur Polizei. Zehn Minuten danach nehmen wir Jackie, Benny und Lorenz fest. Eine Kollegin holt die Mütze vom Dach.

Bei dieser Art von alkoholisierten Tätern kippt die Provokation – besonders, wenn es sich bei den Opfern um Männer handelt – schnell in körperliche Übergriffe um. Doch im Grunde handelt es sich dabei um die gleiche Situation wie bei Caro im Café. Caro und Joachim haben erst einmal mitgemacht. Caro hat sich mit Tim unterhalten, Joachim ist seiner Mütze nachgelaufen, anstatt sofort klar und entschieden zu verlangen: »Geben Sie mir meine Mütze zurück!« Und eventuell das Blaulicht einzuschalten: »Sonst rufe ich die Polizei.« Er hat mitgespielt – und dadurch die Eskalation mitverantwortet. Das ist das Verrückte: Man ist so schnell in eine Situation verwickelt, verstrickt, dass man es nicht einmal merkt.

Es macht in der Sache übrigens keinen Unterschied, ob man einem oder drei oder noch mehr Tätern gegenübersteht. Aber es macht einen Unterschied im eigenen Empfinden. Je höher die Zahl der Gegner, desto ohnmächtiger fühlt man sich. In einer Gruppe gibt es immer einen Haupttäter und die Mitläufer. Die Polizei spricht stets den Haupttäter an. Ihm müssen Grenzen gesetzt werden. Für Zivilisten gelten die Mitläufer als Ansprechpartner, die günstigstenfalls dazu gebracht werden, es nicht mehr so toll zu finden, was der Haupttäter tut, die ihm die Bühne entziehen, damit er das Interesse an seiner Show verliert. Mehr zu Gruppengewalt und wie Sie damit umgehen können, erfahren Sie im Kapitel »Heldenmut statt Heldentum«.

Wenn das Opfer mitspielt

Menschen in brenzligen Situationen glauben oft, es sei klug, so wenig Angriffsfläche wie möglich zu bieten, höflich zu bleiben, neutral, um die Situation im Griff zu behalten. Dies ist ein Trugschluss. Der Täter kontrolliert die Situation, so lange das Opfer mitspielt. Ich weiß, dass ich Ihnen das schon einige Male gesagt habe. Sie werden es auch in Zukunft noch einige Male lesen. Einmaliges Lesen verändert nämlich noch kein Verhalten.

Verinnerlichen Sie: Bei Gefahr gehen Sie weg! Raus aus der Situation! Und wenn das nicht funktioniert: schon gar keine Freundlichkeit an den Tag legen. Ihnen wird ja auch nicht höflich begegnet. Mit höflichen Umgangsformen kontrollieren Sie die Situation nicht. Das Spiel mit der Macht wird auf dem Feld jenseits der Höflichkeit ausgetragen, auch wenn sich der Täter eine freundlich dreinblickende Maske aufgesetzt hat. Zu spät erkennt das Opfer, dass die Belanglosigkeiten – ich nenne meinen Namen, ich sage, wohin ich unterwegs bin, ich offenbare meine Arbeitsstelle – eben nicht belanglos sind, sondern dem Täter Stück für Stück mehr Kontrolle erlauben. Was er zu nutzen weiß. Und genießt.

Sich auf die Spielregeln des Täters einzulassen,
führt immer dazu, dass er die Situation kontrolliert!

Jenny und Susanne sind schon lange verpartnert, wie es heißt, wenn gleichgeschlechtliche Paare heiraten. Ein befreundetes Ehepaar lädt die beiden zum Abendessen ein. Beim Dessert erzählt der Gastgeber, er finde es schön, wenn eine Frau »obenrum stabiler« sei. Seine eigene Frau ist das nicht. Sie zieht es vor, zu schweigen. Die Stimmung verdüstert sich spürbar.

Jenny würde es normalerweise auch vorziehen, nichts zu erwidern, aber sie hat das Gefühl, sie müsste den Abend retten. Da sie auf diese Mann-Frau-Spielchen ohnehin keine Lust hat, sagt sie grinsend: »Ich mag es obenrum auch gern stabiler.« Dabei wirft sie Susanne einen vielsagenden Blick zu. Die lächelt aber nicht, obwohl sie den Kriterien umfänglich voll entspricht. Jenny setzt nun noch einen drauf und bringt andere Körperteile ins Gespräch. Der Gastgeber greift ihre Übertreibungen sofort auf. Seine Frau und Susanne bleiben stumm.

Auf der Heimfahrt ist Susanne sauer, was Jenny nicht versteht. Sie protestiert. Sie habe nicht gewollt, dass der Abend entgleist, deshalb nur habe sie dem Ehemann zugestimmt und das Ganze überzogen.

»Aber damit hast du ihm doch die Kontrolle über die Situation gegeben«, kontert Susanne. »Du hast ihm das Gefühl vermittelt, er würde die Unterhaltung dominieren.«

»Ich habe das Gespräch geführt«, widerspricht Jenny.

»Ja, über sein Thema«, stellt Susanne richtig.

Beschwichtigungen verschlimmern

Jede Art von Beschwichtigung ist Wasser auf die Mühlen des Täters:

Ich hab dir gar nichts getan.
Ich weiß nicht, warum du so gemein zu mir bist.
Wir kennen uns doch gar nicht.
Ich wollte das nicht.
Das ist nur ein Missverständnis.
Ich kann nichts dafür, wenn es dir schlecht geht.

Verzichten Sie auf logische Argumente. Sie müssen nicht begründen, warum Sie etwas nicht wollen. Sie wollen es einfach nicht, und Punkt. Akzeptieren Sie, dass Ihr Beschwichtigungsverhalten den Täter provoziert weiterzumachen – und Sie selbst blockiert es.

Ihre Versuche, etwas abzuwiegeln, stacheln den Täter nur an, weil er sehr wohl versteht, was Sie eigentlich sagen wollen:

Ich fürchte mich vor dir.
Ich habe Angst vor einer Konfrontation mit dir.
Ich möchte dir aus dem Weg gehen.
Du bist zu stark für mich.
Ich bin tief unter dir.

Der Täter spricht eine andere Sprache als das Opfer. Deshalb hat es auch keinen Sinn, ihm etwas erklären zu wollen:

Ich weiß gar nicht, warum Sie jetzt so wütend sind, ich bin lange vor Ihnen hier gesessen.

Bitte, ich bin wirklich vor Ihnen dran, ich habe mich schon vor einigen Minuten hier angestellt.

Wissen Sie, wenn Sie Ihre Schuhe auf den Sitz legen, machen Sie ihn ja schmutzig, und wenn sich dann später jemand hinsetzt, hat er womöglich einen Fleck auf der Hose.

Verzeihung, warum treten Sie Ihre Zigarettenkippe auf meinem Fuß aus, da vorne wäre doch ein Aschenbecher.

Vergessen Sie nie, dass der Täter in einer anderen Welt lebt als Sie. Und vor allem hat er völlig andere Interessen. Er möchte eine Situation nicht aufklären. Er möchte sie verschlimmern. Also brauchen Sie ihm auch nicht zu verdeutlichen, dass es sich hier einzig um ein Missverständnis handeln kann, dass Sie ihn nicht komisch angeschaut haben, dass Sie nichts gegen Männer mit Rucksäcken haben. Das interessiert ihn nicht. Er will einfach nur Macht ausüben. Rechtfertigen Sie sein Verhalten also nicht. Von wegen, der meint nicht mich, das muss er doch verstehen. Er meint Sie sehr wohl. Und verstehen will er gar nichts: Er will Spaß haben.

Ein Beschwichtigungsverhalten findet der Täter prima. Er selbst braucht niemals einen Grund, warum er pöbelt. Er macht das so, wie er atmet. Automatisch. Deshalb muss ihm laut und deutlich und mit kräftiger Stimme begegnet werden. Klar und einfach. Keine Doktorarbeit, keine Schachtelsätze, keine Höflichkeitsformen. Kein Bitten.

Auch das kann nicht genug wiederholt werden: Auf keinen Fall duzen Sie den Täter, denn damit würden Sie anderen Personen signalisieren, dass es sich womöglich um einen Pärchenstreit oder eine Unstimmigkeit unter Freunden handelt. In eine Beziehungsauseinandersetzung mischt sich keiner ein. Da denkt jeder: Zum Schluss vertragen die sich wieder, und ich bin dann der Depp.

Siezen Sie den Täter. Ihre Umgebung muss die Botschaft erhalten, dass etwas nicht stimmt. Duzen macht es potenziellen Helfern schwer, zu erkennen, was hier gespielt wird. In einer solchen Situation müssen Sie in Kauf nehmen, aufzufallen. Das wird den Täter ärgern. Er will nicht auffallen. Er setzt darauf, dass Auffallen Ihnen peinlich ist. Da hat er sich schon wieder getäuscht!

Wunde Punkte

Verhaltensblockaden entstehen häufig durch unbewusste Reflexe. Man reagiert auf eine bestimmte Situation »allergisch«, denn man hat mit ähnlichen Erlebnissen unschöne Erfahrungen gemacht. Vielleicht betrifft das einen Angstraum oder einen Mann mit Vollbart. Jedenfalls erinnert es an nichts Gutes. Also lieber stillhalten. Damit es nicht wieder so schlimm wird.

Hier wird erneut deutlich, wie wichtig es ist, sich selbst zu kennen und mit den eigenen unbewusst ablaufenden Reaktionsmustern vertraut zu sein. Wenn wir gezielt unser Verhalten kontrollieren, passieren uns auch keine Fehler, die dazu führen, dass der Täter die Situation beherrscht. Wenn jemand weiß, dass er in einer unangenehmen Lage dazu neigt, sehr leise zu sprechen und auf den Boden zu schauen, sollte er sich das abtrainieren.

Blockierungen treten auch auf, wenn wir überrascht werden. Wir sitzen in der S-Bahn, hören Musik, sind mit den Gedanken ganz woanders – und plötzlich passiert etwas Unvorhergesehenes. Das Überraschungsmoment ist aufseiten des Täters. Bis wir uns sortiert haben, hat er uns dreimal überholt und die Figuren schon auf dem Spielbrett platziert. Nehmen Sie also wahr, was um Sie herum geschieht! Schalten Sie nie völlig ab. Und wenn Sie im Stand-by-Modus unterwegs sind: Installieren Sie sich eine Zeitschaltuhr und kontrollieren Sie in regelmäßigen Abständen die Realität um Sie herum.

Verhaltenstipps
Zaubersätze

Wegzaubern können Sie den Täter nicht, aber zumindest können Sie ihn in Luft auflösen. Das ist gegeben, wenn er das Weite sucht. Folgende Zaubersprüche haben sich bewährt – Sie müssen allerdings laut und deutlich und in sicherem Tonfall ausgesprochen werden. Schließlich wollen Sie Ihre Show nicht in einem Hinterzimmer abziehen, nein, zerren Sie den Täter auf die Bühne. Da will er am wenigsten hin. Alle sollen gucken – vor allem Sie sollen den Blickkontakt zu ihm halten. Atmen Sie tief durch und blasen Sie ihn mit diesem Satz weg: »Lassen Sie mich in Ruhe!«

Reagiert er darauf nicht, müssen Sie wohl oder übel wie ein Messerwerfer zu den Klingen greifen: »Fassen Sie mich nicht an!«

Sollte auch das nicht wirken, sperren Sie ihn in Ihre Trickkiste ein: »Ich rufe die Polizei!« Selbst wenn Sie kein Handy dabeihaben – andere besitzen eines und verstehen den Wink.

Rechnen Sie allerdings nicht damit, dass der Täter Ihnen abschließend die Hand schüttelt und sich für Ihr Bemühen bedankt, ihm den rechten Weg gewiesen zu haben. Sie haben ihm die Maske vom Gesicht gerissen. Der Täter ist nun als Würstchen erkennbar und kommt auf den Grill, also hinter Gitter.

Mutprobe
Gehen Sie auf die Pirsch

Sie wissen schon sehr viel über Täter, aber noch längst nicht alles. Nehmen Sie sich fünfzehn Minuten Zeit, begeben Sie sich an einen öffentlichen Ort, an dem Sie viele Menschen beobachten können. Schlüpfen Sie in die Rolle eines Täters.

Wen würden Sie ansprechen?

Und wen nicht?

Wen identifizieren Sie als potenzielles Opfer?

Von wem würden Sie sich lieber fernhalten?

Woran machen Sie das fest?

Ziehen Sie Ihre eigenen Schlüsse aus den Beobachtungen und trainieren Sie das, was Sie sich von selbstbewussten Menschen abgeschaut haben:

- Sicheres Auftreten, was sich bereits im Gang äußert
- Kopf hoch!
- Gerade Haltung
- Aufmerksamer Blick in die Umgebung
- Körperspannung

Merken Sie sich diese fünf Punkte und kontrollieren Sie fünfmal täglich Ihr Auftreten, damit es Ihnen in Fleisch und Blut übergeht. Ich werde Sie noch einige Male an diese Big Five erinnern, mit dem Ziel, dass Sie es dann selbst übernehmen. Bald schon brauchen Sie keinen Polizisten mehr an Ihrer Seite. Dann sind Sie selbst Ihr bester Freund und Helfer und passen gut und erfolgreich auf sich auf.

7 Der vertraute Vergewaltiger

»Meine Oma hat immer zu mir gesagt«, meldete sich eine jüngere Teilnehmerin im Polizeikurs über Zivilcourage, »wenn du mal in eine Situation gerätst, dass dich einer vergewaltigen will, schrei laut ›Feuer‹, dann läuft der weg. Stimmt das?«

Noch ehe ich antworten konnte, ergriff eine ältere Frau das Wort. »Meine Oma hat mir gesagt, auf jeden Fall stillhalten. Nicht bewegen. Sonst bringt der dich um.«

Eine Mittzwanzigerin rief empört: »Wer erzählt denn so einen Mist?«

»Die Polizei«, behauptete die ältere Dame.

Jetzt starrten alle mich an. Und ich musste zugeben: »Ja, das hat die Polizei früher wirklich empfohlen.«

»Wahnsinn«, entfuhr es der Mittzwanzigerin. »Aber das ist doch ganz falsch. Man muss sich wehren!«

Ich nickte. »Ja. Wehren ist der beste Weg.«

Zwei Männer im Publikum lehnten sich zurück.

»Eine Vergewaltigung kann Frauen und Männer treffen«, störte ich ihre Entspannung, »junge und alte. Meiner Meinung nach stellt sie die schlimmste Ausübung von Macht über einen anderen Menschen dar. Wenn einem der Täter das Leben nimmt, ist es auch schlimm. Aber dann ist es vorbei, dann merkt man nichts mehr. Wer vergewaltigt wurde, der muss sich dem stellen. Der muss damit umgehen. Und das ist nicht einfach, weil das Leben danach nicht mehr so ist wie davor. Deshalb: Versuchen Sie alles, damit es nicht dazu kommt. Nutzen Sie Ihre wirklich guten Chancen! Die Erfahrung zeigt, dass viele Täter schon bei geringer Gegenwehr flüchten. Bei massiver Gegenwehr lässt der Täter in knapp 85 Prozent der Fälle ab. Merken Sie sich diese Zahl! Wehren Sie sich, sollten Sie jemals in die Situation geraten.«

»Aber wenn er eine Waffe hat?«, fragte eine Mittvierzigerin.

»Das hat der Täter nur in zwei Prozent aller Fälle.«

»Dann ›Feuer‹ schreien?«, griff die Teilnehmerin den Ratschlag ihrer Oma auf.

»Leider habe ich zu dieser Methode keine Statistik«, musste ich zugeben. »Aber ich kann Ihnen andere Zahlen nennen, zur Täter-Opfer-Beziehung.«

Als ich sie an das Flipchart schrieb, ging ein Raunen durch den Raum. Ich kannte es schon, aus früheren Kursen. Gerade bei Vergewaltigungen wird deutlich, dass viele Menschen ein völlig falsches Bild von der Realität haben. Genauso wenig wie die meisten Verbrechen nachts im Park oder in der Tiefgarage stattfinden, ist der Vergewaltiger der große Unbekannte. Ganz im Gegenteil. Wenn eine Frau vergewaltigt wird, ist es wahrscheinlich, dass

- sie den Täter kennt: 75 Prozent
- er in der Gegend wohnt: 82 Prozent
- die Vergewaltigung in seiner oder ihrer Wohnung geschieht: 56 Prozent
- der Täter ein »normaler« Mann ist und kein psychisch Kranker: 90 Prozent
- die Vergewaltigung geplant war: 82 Prozent.

Das bedeutet: Die meisten Vergewaltigungen haben eine Vorgeschichte, Opfer und Täter kennen sich, manchmal sind sie sogar miteinander verheiratet. Vergewaltigungen, bei denen sich Opfer und Täter fremd sind, machen nur etwa zehn Prozent aus. Und der dunkle Park spielt auch keine Rolle, der überwiegende

Tatort einer Vergewaltigung ist die Privatwohnung. Es ist also ratsam, in den eigenen vier Wänden höhere Aufmerksamkeit walten zu lassen als in einer Grünanlage bei Nacht! Hier noch eine grobe Täterbeschreibung. Ein Vergewaltiger ist:

- zu 75 Prozent über zwanzig
- zu 99 Prozent männlich
- zu 30 Prozent alkoholisiert
- zu 60 Prozent Wiederholungstäter (allein das spricht für eine Anzeige)

Das Leben vieler Menschen, die vergewaltigt wurden, gerät, wie gesagt, im Nachhinein massiv aus dem Gleichgewicht. Bei manchen für immer. Manche Menschen können danach nie mehr unbeschwert sein. Ich habe mit zahlreichen Vergewaltigungsopfern gesprochen; bei einigen lag die Tat sehr lange zurück, doch auch nach fünfundzwanzig Jahren zeigte sie noch immer Auswirkungen auf ihr Leben. Sexualität ist ein Geschenk, wir schenken sie anderen freiwillig. Der Täter nimmt es sich mit Gewalt. So übt er Macht, Dominanz und Kontrolle aus – und fühlt sich gut. Deshalb ist es so wichtig, Vergewaltiger zu stoppen. Nicht alle gewalttätigen Männer ähneln sich in ihrem Verhalten. Die Kriminalpsychologen Isabel Wondrak und Jens Hoffmann unterscheiden drei verschiedene Tätertypen:

Der Angepasste
Dieser Täter beschränkt seine Gewaltausübung auf die Familie, zeigt Reue und wirkt nach außen hin oft konfliktvermeidend. Die Gewalt, die er gegenüber seiner Partnerin ausübt, hat eine geringere Frequenz und Schwere als bei den anderen Tätertypen. Stress bringt ihn schnell aus dem Gleichgewicht, er zeigt Defizite beim Ausdrücken von Emotionen und in seiner sozialen Kompetenz.

Der Antisoziale

Dieser Gewalttäter ist häufig mehrfach vorbestraft und wird auch außerhalb der Beziehung gewalttätig. Sein Verhalten ist impulsiv, er zeigt kaum Reue. Als »typischer Macho« wendet er gern Kontroll- und Machttaktiken an. Dabei kann er auch charmant sein. Für sein manipulatives Handeln übernimmt er keine Eigenverantwortung, sondern sieht die Schuld generell bei anderen. Oft konsumiert dieser Tätertyp Alkohol und/oder andere Drogen.

Der Zyklische

Dieser Gewalttäter strebt nach Macht und Kontrolle, ist oftmals sehr eifersüchtig, hat Gefühle von Angst und Depression, aber auch Wut. Er ist abhängig von der Beziehung und zeigt widersprüchliches Verhalten: Ohne die Partnerin kann er nicht sein, wendet aber massive Gewalt gegen sie an und droht ihr unter Umständen mit Mord. Er macht seine Lebensgefährtin dafür verantwortlich, dass er sich schwach und abhängig fühlt. Alkohol und/oder andere Drogen konsumiert er manchmal.

Bei dieser Darstellung wird klar, dass der Täter, der aus dem Gebüsch springt, vorwiegend ins Reich der Fantasie und des Films gehört.

Aber was ist zu tun, wenn doch plötzlich ein Gewalttäter auftaucht? »Feuer« rufen? In früheren Zeiten führte dies immerhin dazu, dass alle Nachbarn herbeirannten, um beim Löschen zu helfen. Der »Feuer«-Ruf sorgte für Aufmerksamkeit. Heute wählt man 112, den Notruf von Feuerwehr, Polizei und Rettungsdienst.

Wenn Sie für eine brenzlige Situation den Begriff »Feuer« trainiert haben, bleiben Sie dabei. Und versuchen Sie dann auch, an Feuer zu denken, um überzeugend zu wirken und den Angreifer zu verunsichern. Beachten Sie jedoch: Sollte es Ihre Strategie sein, den Täter mit dem Ruf »Feuer« zu verwirren, es könnte sein, dass Sie damit mögliche Helfer irritieren: »Das war wohl nur falscher Alarm!« Und das würde dann wie ein Brandbeschleuniger auf den Täter wirken. Besser: Sie trainieren Ihre Verteidigung: Öffentlichkeit herstellen, Stimme einsetzen, Stärke beweisen.

Wehren und weg!

Die zweiundzwanzigjährige Anna ist auf dem Nachhauseweg von der U-Bahn. Der Mann hinter ihr drängt sie ins Treppenhaus: »Wenn du schreist, bring ich dich um.« Er zerrt an ihrer Hose. Anna schreit so laut sie kann. Der Täter ergreift die Flucht.

Eine Mutter ist am helllichten Nachmittag mit ihrem Säugling unterwegs im Park. Ein Mann nähert sich von hinten. Die Frau denkt, er will sie überholen, nein, er packt sie an der Schulter, wirft sie zu Boden, hechtet auf sie und küsst sie wild, während er versucht, ihre Bluse zu zerreißen. Die Frau schreit wie am Spieß, strampelt nach Leibeskräften und schlägt um sich. Der Täter flüchtet.

»Angst um mich hatte ich keine«, gibt die Frau später zu Protokoll. »Aber um mein Baby.«

Die sechzehnjährige Julia ist auf dem Heimweg von der Schule. Wie jeden Tag überquert sie ein Baustellengelände. Plötzlich wird sie von hinten angefallen, ein Mann hält sie fest, küsst sie und versucht, ihre Jeans aufzuknöpfen und seine Hand zwischen ihre Beine zu pressen. Durch Winden und Ducken kann sie sich aus der Umklammerung befreien. Im Weglaufen sieht sie, wie sich das Würstchen an seiner Hose zu schaffen macht.

Am Bahnhofsplatz stehen zwei Frauen und unterhalten sich. Plötzlich merkt die eine von ihnen, dass sich jemand hinter sie stellt. Der Mann greift ihr in den Schritt. Die Frau dreht sich um und brüllt ihn an. Er rennt weg und versteckt sich in der Toilettenkabine eines Schnellrestaurants, wo er kurz darauf gefasst wird. So gravierend wirkt sich die Umkehrung der Verhältnisse auf den Täter aus: Er hat keinen Plan B, sonst hätte er sich nicht selbst in eine solche Mausefalle begeben.

In der U-Bahn drückt sich ein Würstchen mit dem Unterleib an eine Frau.

»Was soll das?«, ruft sie laut. »Hören Sie auf, sich an mir zu reiben!«

Der Mann wird knallrot und verlässt die Bahn an der nächsten Station fluchtartig.

Manche Frauen sagen, dass sie bei einem derartigen Vorfall keinen solchen »Aufstand« gemacht hätten, sondern einfach weggegangen wären. Denn ist es nicht normal, als Frau hin und wieder betatscht zu werden? Nein, das ist es nicht! Frauen sind schließlich keine Haustiere, die man im Vorübergehen mal eben schnell streichelt, knuddelt, klopft, zwickt. Auch Kinder sollten nicht ständig angefasst werden, ganz gleich in welcher Absicht. Sie können sich nicht dagegen wehren. Erwachsene können das sehr wohl. Sie können deutlich Grenzen setzen.

Jeder Mensch setzt seine Grenze dort, wo es für ihn stimmig ist. Aber manchmal lohnt es sich, diese zu überprüfen. Fühle ich mich wirklich wohl damit? Oder habe ich mir nur noch nie Gedanken darüber gemacht? Wäre es nicht besser, ich nähme eine Korrektur vor?

Gerade bei Vergewaltigungsversuchen ist die Grenzsetzung wichtig. Werden Sie aktiv, bevor Sie sich körperlich zur Wehr setzen müssen. Dazu haben Sie viele Möglichkeiten, vorausgesetzt, Sie erfassen die Gefahr. Was nicht bedeutet, dass Sie das Haus nicht mehr verlassen dürfen, weil das Böse überall lauert. Und sollte das Böse tatsächlich im Hinterhalt warten, Sie werden es frühzeitig erkennen und entsprechend in ein helles Licht tauchen. Kaum wird das Böse ins Rampenlicht gezogen, ist es auch schon wieder weg.

In die Zeitung schaffen es meistens nur die vollendeten Taten. Leider. Je schlimmer, desto besser. So kann bei den Lesern der Eindruck entstehen, bei einer Vergewaltigung hätte man ohnehin keine Chance. Das ist nicht richtig!

Fast 85 Prozent der Vergewaltigungstäter ergreifen die Flucht bei Gegenwehr!

Die knapp siebzigjährige Wanderin wird unterwegs von einem Mann angesprochen. Man unterhält sich einige Minuten, stellt fest, dass man dasselbe Ziel hat. Da fragt der Mann die Frau, ob sie die Abkürzung kennen würde.

»Nein.«

»Soll ich Sie Ihnen zeigen?«

»Gern.«

Arglos folgt sie ihrem Begleiter tief hinein in ein dunkles Waldstück. Dort nimmt er sie am Unterarm und führt sie wie ein Lämmchen ins Dickicht, stellt sie mit dem Rücken an einen Baum und fesselt sie mit Handschellen. Die Frau ist handlungsunfähig. In dem Moment, in dem der Mann ihren Arm packte, fiel sie in ihre gedankliche Warteschleife. Seitdem hat sie nicht mehr aus ihr herausgefunden. Noch immer denkt sie: Was macht der da? Den kenn ich doch gar nicht? Das will ich nicht.

Der Täter vergewaltigt die Frau und lässt sie am Baum gefesselt zurück, wo sie Stunden später durch Zufall von anderen Wanderern gefunden wird. Die schwer traumatisierte Frau gibt keinen Laut von sich.

Es klingelt. Die Mieterin der Wohnung schaut durch den Spion. Der Mann, der vor der Tür steht, ist ihr fremd, doch er sieht normal aus. Wahrscheinlich macht er eine Umfrage oder will etwas für die Nachbarn abgeben. Arglos öffnet die Frau die Tür. Sofort drängt der Mann sie in die Wohnung, schließt die Tür, schiebt die Mieterin ins Schlafzimmer, entkleidet und vergewaltigt sie. Die Frau ist so überrascht, dass sie sich nicht bewegen und auch nicht wehren kann. Sie fällt in eine Art Schockstarre, was ihr später sehr zu schaffen macht.

Ihr Ehemann versteht nicht, dass sie sich nicht gewehrt hat. Seine Frau ist sehr sportlich und durchtrainiert, der Täter hatte keine Waffe. Er nimmt es ihr übel, dass sie wochen-, ja monatelang bedrückt ist. Sie hat alle Lebensfreude verloren. Wo ist sie noch sicher, wenn irgendwer in ihre Wohnung und in sie selbst eindringen kann, einfach so? Ihr Ehemann verliebt sich in eine Arbeitskollegin und zieht aus. Es dauert Jahre, bis die Frau wieder festen Boden unter den Füßen hat.

Niemand kann vorhersagen, wie er bei einer drohenden Vergewaltigung reagieren würde. Versuchen Sie alles, um bloß nicht in die gedankliche Warteschleife zu rutschen! Ihr Verstand hilft Ihnen bei einer möglichen Vergewaltigung nicht weiter, auch wenn er messerscharf ist. Ihre Gedanken laufen im Kreis, Lösungsmodelle bietet Ihr Gehirn nur wenige an, während Sie selbst noch die Situation zu analysieren versuchen: Was passiert hier eigentlich? Das gibt's nicht, das kann doch nicht wahr sein … Doch, es ist wahr. Und es gibt nur eine Antwort auf den Angriff: wehren! Mit dem ganzen Repertoire, das Ihnen zur Verfügung steht: Kratzen, Beißen, Treten, Brüllen. Ihre Chancen stehen gut, wenn Sie sich wehren.

Ein Vergewaltiger ist nicht unbedingt ein Mörder. Es geht ihm einzig und allein um Macht. Durch sexuelle Gewalt erniedrigt er. Aber das lassen wir nicht zu.

Training für den Ernstfall

Ein Täter hat genauso viele Hände wie Sie: zwei. Lassen Sie uns den Ernstfall einmal durchspielen:

Der Täter packt eine Frau, wirft sie zu Boden. Sie schreit wie wild. Der Täter befürchtet, jemand könnte sie hören, und hält ihr mit der linken Hand den Mund zu. Nun hat er nur noch seine rechte Hand frei. Die Frau hat beide Hände frei und schlägt um sich. Der Täter will nicht getroffen werden. Striemen im Gesicht, das fehlt ihm gerade noch. »Woher hast du die Kratzer?«, fragt seine Freundin sonst.

Er schafft es irgendwie, beide Hände der Frau mit seiner rechten Hand festzuhalten. Die Beine kann er nicht kontrollieren, sie strampelt und tritt und rammt immer wieder ihr Knie in eine Richtung, die ihm Unbehagen bereitet. Dort befindet sich nämlich das Werkzeug, mit dem er seine Tat auszuüben gedenkt. Angenommen, der Täter ist sehr geschickt und es gelingt ihm, die Beine der Frau mit seinen eigenen zu fixieren. Jetzt hat er sie voll im Griff: Mit der linken Hand presst er ihren Mund zu, mit der rechten Hand umfasst er ihre beiden Handgelenke, seine Beine liegen auf ihren Beinen. Sie kann sich nicht bewegen. Er kann sich aber auch nicht bewegen. Jetzt bräuchte er einen dritten Arm, um sich und sie zu entkleiden. Aber sobald er irgendwo loslässt, schlägt sie wieder um sich. Also versucht er es mit einer Drohung: »Wenn du schreist, bring ich dich um.«

Das ist bei Vergewaltigern ein beliebter Spruch. Aber ein Vergewaltiger ist, wie beschrieben, nicht zwingend ein Mörder. Und schon gar nicht verfügt er über einen Charakter, der tut, was er ankündigt. Also: Schreien Sie! Schreien und schlagen und treten und kratzen und beißen Sie ihn in die Flucht! Ihre Chancen stehen bei fast 85 Prozent! Geben Sie niemals auf! Schon gar nicht im Kopf. Der Körper folgt dem Verstand. Wenn der Verstand aufgibt, verliert der Körper Kraft. Glauben Sie an sich!

Sie schaffen es! Der macht das nicht mit Ihnen! Der tötet Sie nicht!

Eine Untersuchung aus der Schweiz zeigt, dass Täter von ihren Opfern ablassen, wenn sie mit ihnen zu Boden gerissen werden. Der Täter glaubt, die Kontrolle über die Situation zu haben. Er schubst sein Opfer zu Boden und hechtet hinterher, wann er es für richtig hält. Wird er aber von seinem vermeintlichen Opfer zu Boden gerissen und liegt nun plötzlich selbst auf dem Boden, ist er aus dem Konzept gebracht. Und als Täter hat er keinen Plan B. Aber so weit soll es gar nicht kommen.

Lassen Sie keinen Fremden zu nah an sich heran. In Deutschland beträgt der Höflichkeitsabstand eine Armeslänge. Achten Sie darauf, dass dieser Abstand nicht unterschritten wird. Sollte das unmöglich sein, weil Sie mit dem Rücken zur Wand stehen oder es zu eng ist, demonstrieren Sie dem anderen mit Ihren Handflächen ein klares Stopp. Bis hierhin und nicht weiter. Diese Geste ist international verständlich. Auch domestizierte Hunde reagieren darauf. Stopp. Die Handflächen signalisieren die friedliche Absicht, im Gegensatz zu geballten Fäusten. Ich will keinen Streit mit dir, und ich weiß mich zu behaupten: Stopp!

Sollte diese Grenze übertreten werden, droht ein Angriff, und dieser ist mit Gegenwehr zu parieren:

Gewicht auf beide Beine verteilen.

Fester, sicherer Stand auf der Erde, damit Sie nicht herumgeschubst werden können.

Hände nach oben, damit Sie Ihren Kopf schützen können.

Stimme laut: »Lassen Sie mich in Ruhe! Gehen Sie weg von mir!«

Tut der Täter das nicht, schlagen Sie kräftig mit der flachen Hand auf seine Stirn. Damit hat er nicht gerechnet. Er wird zurückweichen. Einige Sekunden benötigen, bis er sich orientieren kann. Das ist Ihre Chance: Laufen Sie weg! Laufen Sie zu anderen Menschen. Laufen Sie ans Licht. Nicht wie im Fernsehen in den dunklen Keller, in den Wald, auf die stillgelegte Baustelle, wo Sie sich in eine Ecke kauern, aus der Sie der Täter zieht, der Ihnen allerdings nur im Film hinterherrennt.

Bringen Sie sich in Sicherheit, nicht in Gefahr! Ihre Chancen stehen sehr gut, dass der Täter Sie nach Ihrer Flucht in Ruhe lässt. Wieso soll er es sich so schwer machen? Sie sind kein braves Opfer. Sie sind nervig. Eine Unverschämtheit, dass Sie es wagen, sich ihm zu widersetzen. Da sucht er sich doch lieber ein Opfer, das sich nicht wehrt. Bei Ihnen muss er davon ausgehen, dass Sie sich fortgesetzt wehren. Das haben Sie ja schon bewiesen. Sie sind echt stressig. Voll unhöflich dem Täter gegenüber.

Und wenn der Täter eine Waffe zückt? In diesem Fall kann ich Ihnen keinen Rat geben, alles Weitere hängt stark von den sonstigen Umständen ab. Aber ich möchte Sie nochmals daran erinnern, dass nur in zwei Prozent aller Vergewaltigungen eine Waffe zur Bedrohung eingesetzt wird. Einem Vergewaltiger geht es um Macht. Die Waffe ist ein Machtmittel für ihn. Mit ihrer Hilfe will er Dominanz und Kontrolle ausüben. Entdeckt er Angst bei seinem Opfer, fühlt er sich gut. Deshalb legt er auch Wert darauf, dass sein Opfer bei Bewusstsein bleibt. An einem Mord ist er nicht interessiert, die Schändung eines Leichnams erfreut ihn nicht, außer er gehört zur äußerst seltenen Tätergruppe der Nekrophilen. Natürlich weiß man nie, wie sich eine Situation entwickelt. So muss ich Sie an dieser Stelle alleine lassen. Aber dass der Fall eintritt, ist äußerst selten, außerhalb des Fernsehprogramms.

Eine Frau geht an einem frühen Dezemberabend von der S-Bahn nach Hause. Unterwegs tritt ihr ein Mann in den Weg. Sie erkennt ihn nur schemenhaft. Der Mann behauptet: »Ich habe eine Pistole. Gib mir deine Handtasche.«
Ohne zu zögern reicht ihm die Frau das Gewünschte.

So leicht geht das? Der Täter verlangt mehr: »Geh da rüber in die Büsche, zieh dich aus und leg dich hin.«

»Nein«, sagt die Frau.

»Zieh dich aus.«

»Nein, das mach ich nicht.«

Als der Täter sie zum dritten Mal auffordert, ist sie absolut sicher, dass er ihr nichts tun wird, denn seine Stimme hat nun einen bittenden Unterton, fast schon weinerlich. Mit der Handtasche läuft er weg.

Man könnte glauben, die Geschädigte hätte dieses »Duell« verloren, immerhin büßte sie ihre Handtasche ein, wenn man überhaupt in solchen Kategorien denken möchte. Das Gegenteil ist der Fall. Sie hat gewonnen, denn sie hat die Kontrolle über die Situation behalten, und sie hat klar gehandelt: Sachwerte sind egal, sobald Leib und Leben bedroht werden. Gehen Sie auf die Forderungen eines Täters ein, der Ihr Handy, Ihre Geldbörse, Ihre Tasche verlangt, wenn Ihre Intuition Ihnen rät, es sei besser, ihm das Gewünschte auszuhändigen. Das machen Sie aber nicht wie eine Verkäuferin, die eine bezahlte Ware über die Theke schiebt, sondern Sie nutzen den Moment der Übergabe zur Flucht.

Als Erstes sagen Sie dem Täter so etwas wie: »Ich gebe Ihnen meine Tasche.« Oder, wenn er sehr hektisch und gestresst auf Sie wirkt: »Bleiben Sie ruhig, ich gebe Ihnen mein Handy.« Dann werfen Sie ihm das Verlangte vor die Füße. Sie sind nicht verpflichtet, dem Täter das Gewünschte höflich, womöglich mit einer roten Schleife verziert, zu überreichen. In dem Moment, wo der Täter sich danach bückt, können Sie weglaufen. Raus aus der Situation ist Ihr Ziel! Immer. Ihr ganzes Denken und Trachten ist auf die Schaffung eines günstigen Augenblicks gerichtet. Auch die körperlichen Maßnahmen, die ich Ihnen später noch vorstelle, haben einzig und allein den Zweck, den Täter so lange außer Gefecht zu setzen, dass Sie sich in Sicherheit bringen können. Was natürlich schwierig ist, wenn man den Täter kennt (was ja bei Vergewaltigungen in 75 Prozent aller Fälle zutrifft). Er war doch eben noch so charmant … Der Verstand hat Schwierigkeiten, so schnell umzuschalten wie der Täter, und hinkt hinterher. Hinkend ist die Flucht viel schwieriger, aber nicht unmöglich!

Manche Frauen fühlen sich an einer Vergewaltigung mitschuldig. Ich war zu nett zu ihm, ich habe ihm falsche Hoffnungen gemacht, ich hätte dies oder jenes nicht tun oder sagen sollen … Das kann sehr belastend sein – also behalten Sie Ihre Grenzen im Blick. Wo sollten Sie »Stopp« sagen, wo müssen Sie es?

Wenn Sie einen Mann um Mitternacht zu sich in die Wohnung einladen, um noch eine Cola zu trinken, sollten Sie in Erwägung ziehen, dass er von einer Cola mit Schuss ausgeht. Und dann wütend wird, wenn er nur die Cola bekommt. Sollte er einfordern, was er glaubt, dass ihm zusteht, sollten Sie wiederum einfordern, was Ihnen zusteht: Zeigen Sie ihn an! Zeigen Sie jede Straftat in diesem Bereich an! Langfristig ist das besser für Sie – und vielleicht verhindern Sie damit eine Wiederholungstat. Kurzfristig sollten Sie sich allerdings Gedanken über das nächtliche Trinkbedürfnis mancher Männer machen und ein Wiedersehen – mit oder ohne Cola – in Zukunft zu einer anderen Tageszeit verabreden.

Um eine Straftat einordnen zu können, helfen Ihnen vielleicht diese Hinweise: Eine sexuelle Nötigung liegt vor, wenn der Täter Gewalt anwendet, mit Gefahr für Leib oder Leben droht oder die schutzlose Lage des Opfers ausnutzt, um sexuelle Handlungen vorzunehmen. Strafe: nicht unter einem Jahr.

Selbst ein Kuss auf die Backe ist eine Beleidigung. Küssen mit Zunge ist eine Beleidigung auf sexueller Basis, und hält der Täter sein Opfer beim Zungenkuss fest, so ist es sogar sexuelle Nötigung. Strafe: nicht unter einem Jahr.

Alles, was mit Einführen zu tun hat, ist eine Vergewaltigung. Strafe: nicht unter zwei Jahren.

Führt der Täter bei der Tat eine Waffe oder ein gefährliches Werkzeug mit sich, um den Widerstand des Opfers durch Drohen zu brechen, beträgt die Strafe nicht unter drei Jahre. Benutzt der Täter die mitgeführte Waffe oder das gefährliche Werkzeug oder misshandelt der Täter das Opfer schwer beziehungsweise bringt es in die Gefahr des Todes – wie zum Beispiel durch Aussetzen im Wald –, erfolgt eine Verurteilung nicht unter fünf Jahren.

Und wenn Sie mehr über Selbstverteidigung wissen möchten: Es gibt zahlreiche Angebote, auch speziell Kurse für Frauen und Kinder. Was hier vermittelt wird, wirkt übrigens nicht nur körperlich, es steigert auch das Selbstbewusstsein und führt zu einer starken Ausstrahlung. Achten Sie bei der Auswahl Ihres Kurses darauf, dass Sie dort mit realistischen Situationen konfrontiert werden und praktische Tipps vermittelt bekommen. Ein Brett durchzuschlagen macht gute Laune, keine Frage. Aber wenn der Täter ein Brett vor dem Kopf trägt, ist es besser, zu lernen, ihm das Knie zwischen die Beine zu rammen.

Sie wollte es doch auch

Die Kernfrage bei der Verurteilung eines Vergewaltigers lautet: Hat sich das Opfer gewehrt oder nicht? Hat der Täter Gewalt angewendet oder redet er sich heraus: »Ich habe der Frau keine Gewalt angetan. Das war alles freiwillig, sonst hätte sie sich ja wohl geweigert, oder?«

Was aber ist, wenn eine Frau sich nicht gewehrt hat, weil sie es nicht konnte, weil sie in Schockstarre war? Der Täter würde behaupten, keine Gewalt angewendet zu haben. »Ich habe doch gemerkt, dass ihr das gefallen hat.« So steht Aussage gegen Aussage. Das Gericht ist in der Bredouille. Das Opfer erklärt, gezwungen worden zu sein, der Täter beteuert, die Frau habe sich nicht gewehrt, der Geschlechtsverkehr sei einvernehmlich gewesen. Die Staatsanwaltschaft muss nun erläutern, warum der Täter trotz fehlender Gegenwehr gegen den Willen der Frau gehandelt hat. Im Gesetzestext heißt es: »Wer eine andere Person 1. mit Gewalt, 2. durch Drohung mit gegenwärtiger Gefahr für Leib oder Leben oder 3. unter Ausnutzung einer Lage, in der das Opfer der Einwirkung des Täters schutzlos ausgeliefert ist, nötigt, sexuelle Handlungen des Täters oder eines Dritten an sich zu dulden oder an dem Täter oder einem Dritten vorzunehmen, wird mit Freiheitsstrafe nicht unter einem Jahr bestraft.«

Juristisch einfacher ist es, wenn ein Täter Gewalt anwenden muss, um Widerstand zu brechen. Und übrigens ist Widerstand auch ratsam: Bei jenen 15 Prozent der Frauen, die sich nicht wehrten, kam es in 74 Prozent der Fälle zur Vollendung der Tat. Der verbleibende Rest der Täter ließ nicht von sich aus ab, sondern durch Störungen von außen. Ansonsten hätten diese Männer womöglich weitergemacht. Also nochmals: Gegenwehr ist sinnvoll! Sollte der Täter bewaffnet sein, ist dies im Gesetz berücksichtigt: »... durch Drohung mit gegenwärtiger Gefahr für Leib oder Leben.« Im Angesicht eines Messers oder Revolvers wird keine Gegenwehr erwartet, die Gewalt geht von der Waffe aus.

Jedes Sexualdelikt, das bei der Polizei angezeigt wird, muss von uns verfolgt werden. Das stellt für viele ein Hemmnis dar. Es gibt zahlreiche Berichte von Frauen, die sich bei der Vernehmung nicht gut aufgehoben fühlten, ihren Leidensgenossinnen sogar raten, besser keine Polizei zu rufen, denn das, was man dort erlebe, sei schlimmer als die Tat. So etwas trifft mich persönlich sehr. Es geht immerhin darum, dass der Täter in einem Kapitaldelikt nicht ungestraft davonkommt. Ja, die Vernehmung bei einer Vergewaltigung ist extrem unangenehm. Eine Frau wird detailliert ausgefragt, muss fremden Personen sagen, was sie kaum bei Freunden über die Lippen bringen würde – und das kurz nach der Tat. Die wenigsten wissen, dass sie zu einer Vernehmung eine Person ihres Vertrauens mitbringen dürfen. Das macht es manchmal leichter.

In München gibt es seit 2010 im Institut für Rechtsmedizin eine Ambulanz für Gewaltopfer und damit die kostenlose Möglichkeit, Spuren sichern zu lassen, ohne dass diese an die Polizei weitergegeben werden, ohne dass die Opfer zur Anzeige verpflichtet sind: www.rechtsmedizin.med.uni-muenchen.de. Auch in Düsseldorf, Hamburg und Hannover können sich Betroffene an eine solche Einrichtung wenden, was ihnen Zeit gibt, zu entscheiden, ob sie die Tat anzeigen möchten – nach einem Tag, einer Woche, einem Monat oder niemals. Die Spuren sind jedenfalls gesichert und werden – so in München – zwei Jahre aufbewahrt. Manche Geschädigte entscheidet sich erst zu einer Anzeige, wenn sie nach einigen Wochen erfährt, mit dem HIV-Virus angesteckt worden zu sein. Gut, wenn dann beweiskräftige Spuren vorliegen!

Entschließt sich eine Frau erst ein, zwei Tage nach dem Sexualdelikt, die Tat anzuzeigen, können die meisten Spuren nicht mehr sichergestellt werden. Natürlich ist es absolut verständlich, dass man nach einem solchen furchtbaren Erlebnis duschen, die Spuren wegwaschen will; doch der Fleck auf der Seele bleibt, der verschwindet durch Waschen leider nicht.

Die frühzeitige Spurensicherung in der Rechtsmedizin erleichtert bei einer späteren Anzeige die Festnahme und Verurteilung des Täters. So vermeidet eine Frau die häufig vorkommende und schon erwähnte Situation, dass vor Gericht aufgrund fehlender Beweise Aussage gegen Aussage steht. Das Gericht muss dann schlichtweg entscheiden, wem es mehr glaubt.

Die Erfahrung hat gezeigt, dass es für viele Frauen, die eine Vergewaltigung im ersten Schock nicht anzeigten, später zu einem großen Problem werden kann, diesen Schritt unterlassen zu haben. Irgendwo läuft der Täter frei herum. Lebt sein Leben weiter, als wäre nichts gewesen – und gefährdet womöglich das anderer Frauen. Was für eine schreiende Ungerechtigkeit! Die Bestrafung des Täters kann, wenn auch keine Wiedergutmachung, so doch ein Schlussakt sein, der bei den Geschädigten ein Gefühl der Erleichterung entstehen lässt.

Mutprobe
Stop smiling

Damit es zu keiner Vorgeschichte kommt, die dann in eine Eskalation münden könnte: Schauen Sie fremden Menschen, die Ihnen anzüglich begegnen, in die Augen und lächeln Sie nicht. Lächeln Sie NICHT!

Sollte Ihnen das schwerfallen, sehen Sie auf den Punkt zwischen den Augenbrauen. Lächeln Sie NICHT.

… Erst später. Wenn es geklappt hat. Lächeln Sie für sich selbst: Sie haben einen potenziellen Provokateur in die Flucht geschlagen.

8 Gefahrenradar

»Eigentlich hab ich es gewusst«, sagen Leute danach oft. »Ich hab ihn an der Tür stehen sehen, und es war komisch. Irgendwie war klar, dass da was passieren würde. Aber ich habe nicht auf meinen Bauch gehört.«

Eine Viertelstunde war Hartmut durch das Viertel gekurvt, ehe er einen Parkplatz gefunden hatte. Nach 22 Uhr war das in dieser Gegend im Stadtzentrum nichts Ungewöhnliches. Drei Querstraßen von seiner Wohnung entfernt, bemerkte Hartmut, dass ihm zwei Gestalten folgten. Er wechselte die Straßenseite, die beiden Männer auch. Er ging langsamer, sie auch. Da war ihm klar, dass sie ihn meinten. Noch zwei Querstraßen bis zu seiner Wohnung. Außer ihm und den Verfolgern war niemand unterwegs, doch viele Fenster standen offen. Irgendjemand würde ihn hören, wenn er um Hilfe riefe. Innerlich spielte Hartmut alle Eventualitäten durch. Eine Straße, bevor er vor seinem Wohnhaus angelangt war, holte einer der Männer ihn ein. »Ich muss mal telefonieren. Hast du ein Handy?« Der zweite Mann schloss auf. Nun standen sie ihm gegenüber. Junge Kerle, einer größer, einer kleiner, beide breitschultrig in schwarzen Kapuzenshirts. Hartmut achtete auf Abstand.

»Nein, ich habe kein Handy.«

Der Kleine trat vor. »Erzähl kein Scheiß. Bestimmt hast du ein Handy. So einer wie du hat immer ein Handy.«

»Zeig doch mal, was für eins du hast, Blackberry oder iPhone?«, vermutete der Große.

»Lassen Sie mich in Ruhe. Sonst schreie ich um Hilfe.«

»Ach nee, der Bubi schreit um Hilfe«, grinste der Kleine, was ihm schnell verging, als Hartmut genau das machte.

Die beiden gaben Fersengeld. Ein neues Opfer konnten sie sich nicht suchen, da wir sie eine knappe Stunde später zu einem Gespräch auf die Wache baten.

»Gehören diese vier Handys Ihnen?«

Schweigen.

»Dann sagen Sie mir doch bitte mal die Nummern.«

Schweigen.

Ein Mann darf, ja, soll um Hilfe rufen. Wenn er klug ist und die Kontrolle behalten möchte, tut er das auch. Er hat in einer Gefahrensituation nur zwei Alternativen: Sich körperlich behaupten – in dem Fall von Hartmut gegen zwei breitschultrige Typen würden seine Chancen schlecht stehen. Oder eine Demonstration von Selbstbewusstsein. Und wer nachts laut um Hilfe ruft, zeigt Selbstbewusstsein. Der Ruf nach Hilfe ist kein Zeichen der Unterwerfung, es signalisiert, dass man die Situation beherrscht.

Wer um Hilfe ruft, bestimmt die Spielregeln!

Kleine Kinder ziehen sich eine Decke über den Kopf und glauben, keiner könne sie sehen. Genau dieses Verhalten legen auch Erwachsene an den Tag, wenn sie eine unangenehme Situation ausblenden möchten. Sie verstecken sich hinter ihrer Zeitung, stöpseln sich die Ohren dicht, schauen aus dem Fenster. Sie sind ja gar nicht da. Mit diesem Verhalten drücken sie dem Täter eine Lupe in die Hand, der sie nun gründlich mustert. Und je konzentrierter sie wegschauen, desto wilder winken sie mit roter Fahne in Richtung Täter: »Hallo! Hier bin ich! Hier!«

Wer sich abschottet, wer nicht wissen will, was um ihn herum geschieht, wer seine Wahrnehmung blockiert, läuft Gefahr, zum Opfer zu werden. Er bekommt erst einmal nichts mit – und ist dann völlig überrascht von der Situation. Also: Ohrstecker raus und Ohren auf. Sonnenbrille ab und Augen auf. Buch zuklappen, Konzentration im Hier und Jetzt, aufmerksam mit allen Sinnen! Dann sind Sie auch nicht überrumpelt und schmälern die Gefahr, in der gedanklichen Warteschleife hängen zu bleiben, die Sie handlungsunfähig macht.

Versteckte Kamera

Meistens ist ein Täter für die Polizei kein Fremder, sondern ein alter Bekannter. Zahlreiche Würstchen sind in unserem Computer abgespeichert. Manche saßen schon einmal im Gefängnis oder haben Geldstrafen bezahlt, wurden zu Arrest verurteilt oder zur Sozialarbeit. Obwohl wir eigentlich immer höflich zu ihnen sind, mögen sie uns nicht. Sie meiden uns regelrecht. Dabei sind wir wirklich nett!

Dieses tätertypische Vermeidungsverhalten ist ein weiterer Grund dafür, warum Sie bei einem Würstchen in der Regel nicht vom Schlimmsten ausgehen müssen. Denn vom Schlimmsten geht das Würstchen noch vor Ihnen aus. Das Schlimmste ist für den Täter, dass die Polizei auftaucht. Wo die sind, kriegt er nur Schwierigkeiten. Er will partout nichts mit der Polizei zu tun haben und weiß, dass die überall sind. Nicht nur in Uniform, sondern auch in Zivil. Außerdem haben sie an allen möglichen und unmöglichen Orten Kameras versteckt. »Die beobachten dich rund um die Uhr. Das ist echt der totale Überwachungsstaat. Will ich mir mal 'ne Flasche Wodka aus dem Regal da nehmen, hey, haben die das sofort auf Band. Schweine.«

»Wie? Etwa gefilmt, im Laden?«, fragt der Kumpel nach.

»Ja, aber da haben sie mich nicht gesehen. Bin ich blöd, oder was? Hab mir die Kapuze über den Kopf gezogen. Aber dann fahre ich mit der U-Bahn. Ist da schon wieder eine Kamera.«

»Echt voll Schweine, hey«, zieht der Kumpel ein an Eloquenz und Eleganz kaum zu überbietendes Resümee.

Doch: »Superarschlochschweine.«

Ja, die Stadt hat viele Augen, auch wenn zu viele Menschen wegschauen. Allein in den U-Bahn-Zügen in München passen 2400 Kameras auf, 900 sind es an den Stationen. Sie alle zeichnen das Gewusel von 645 Millionen Fahrgästen jährlich im öffentlichen Nahverkehr auf. Im Jahr 2012 gab es in diesem Bereich 233 sogenannte Gewaltdelikte: Raub, Körperverletzungen, Mord, Totschlag und Vergewaltigungen. Natürlich ist das zu viel. Aber in Anbetracht der zahlreichen menschlichen Begegnungen ist es auch wieder nicht allzu viel. So gern ich behaupten würde, diese – letztlich dann doch niedrige – Zahl läge allein an der Aufmerksamkeit der Münchner Bürgerinnen und Bürger und an der Präsenz der Polizei, so weiß ich: Hier spielen die Täter schon mit. Sie wissen, dass es das Strafgesetzbuch mit einer Reihe von überaus unangenehmen Paragrafen gibt, und die Polizei sucht immer irgendetwas Passendes heraus.

»Du Sau« ist eine Beleidigung, die unter Strafe steht und auch angezeigt werden kann. Selbst anzügliches Anstarren kann eine Beleidigung sein. Eine Beleidigung wird subjektiv wahrgenommen. Wenn ich mich beleidigt fühle, ist das so.

»Der da drüben starrt mich dauernd an und macht so Kussgeräusche und streckt immer die Zunge raus in meine Richtung«, sagte eine Frau in der Bahnhofshalle zu mir und deutete auf einen Mann.

Ich ging auf ihn zu. »Grüß Gott, Polizei. Geben Sie mir Ihren Ausweis.«

»Wieso?«

»Weil Sie Zeichen zu der Frau machen. Das geht nicht.«

»Ich hab nichts gemacht.«

»Die Frau fühlt sich von Ihnen beleidigt.«

»Ich hab nichts getan.«

»Das können Sie mir auf dem Revier erklären. Da kriegen Sie eine Anzeige wegen Beleidigung.«

»Hey, ich hab überhaupt nichts gemacht! Man darf sich doch wohl mal über die Lippen lecken, wenn man Durst hat.«

Die Frau mischte sich ein: »Sie haben nicht nur geleckt, Sie haben mich angezüngelt und immer so geschmatzt.«

»Weil ich gerade etwas gegessen habe!«

»Ich dachte, Sie hatten Durst?«, sagte ich. »Jetzt kommen Sie mal bitte mit.«

»Und ich kann den wirklich anzeigen?«, fragte mich die Frau.

»Freilich.« Ich nickte.

Auf dem Revier überprüfte ich die Personalien des Mannes, vernahm die Frau und stellte einen Strafantrag wegen Beleidigung. Dann vernahm ich den Mann. Normalerweise wäre der Fall damit erledigt gewesen, der Mann könnte das Revier verlassen und würde von der Staatsanwaltschaft angeschrieben werden. Da er jedoch einen Eintrag als Betäubungsmittelkonsument hatte, wies ich ihn an, die Taschen zu leeren. Ich durchsuchte seinen Rucksack, und was da zum Vorschein kam, machte seine Freilassung unmöglich.

Ein Täter lässt sich nicht gern in die Karten schauen. Aber sobald er auf dem Revier ist, muss er damit rechnen, sogar seine Taschen auszuleeren oder sich gar auszuziehen. Auch deshalb meidet er uns. Wegen einer Kleinigkeit so viel zu riskieren! Besser nicht. Also lieber nur etwas anfangen, wenn die Sache ganz sicher ist. Wenn das Opfer hundertprozentig mitspielt. Und es gibt genug Opfer, die mitspielen, da muss man sich nicht mit einem renitenten Kandidaten in Gefahr bringen.

Schon eine kleine Gegenwehr lässt die meisten Täter aufgeben.

Die junge Frau steht an einem Schaufenster. Da packt sie ein Mann von der Seite und küsste sie auf den Mund. Schockiert schreit sie los. Zwei Passanten halten den Mann fest und rufen die Polizei. Auf der Wache wird geklärt, ob der Täter beim Küssen seine Zunge eingesetzt hat. Ist das der Fall, ist das eine Beleidigung auf sexueller Basis, was bei einer Anzeige ja höherwertig bestraft werden kann als eine Beleidigung durch einen Kuss auf der Wange, aber niedriger als ein Zungenkuss mittels Gewaltausübung.

Um hier genau unterscheiden zu können, fragen wir immer sehr detailliert nach. Wir wollen die Geschädigten nicht quälen, sondern müssen nur klar definieren, in welchem Bereich des Strafgesetzbuchs wir uns befinden. Zur Prüfung des Tatbestands benötigen wir insbesondere die Aussage, ob ein Eindringen in den Körper stattgefunden hatte. Dies macht den Unterschied zwischen sexueller Nötigung und Vergewaltigung als Tatbestand aus. Mit Eindringen sind alle Körperöffnungen gemeint, auch ein Zungenkuss ist ein Eindringen. Gerade in diesem Bereich wurde in den letzten Jahren vom Gesetzgeber sehr viel zugunsten der Opfer verändert.

In der S-Bahn fasst ein Mann einer Frau an die Brust. Sie wehrt sich und schreit. Der Mann steigt an der nächsten Station aus. Die Frau ruft die Polizei. Sie kann ihn ausgezeichnet beschreiben. Über die Videoauswertung wird der Täter identifiziert und bekommt von uns Besuch, wobei einer Kollegin Krümel auf dem Küchentisch ins Auge fallen. Sie bittet den Mann, die Tür zum Wohnzimmer zu öffnen – und steht dann in einem Feld voller Hanfpflanzen. Ein vierbeiniger Kollege wird hinzugerufen. Der

Rauschgiftspürhund findet neben der kleinen Plantage kein weiteres Marihuana, dafür entdeckt ein zweibeiniger Kollege drei iPhones, die als gestohlen gemeldet sind. Selbst wenn der Täter als Grapscher keine Anzeige vom Staatsanwalt bekommen sollte, lohnt sich der Aufwand. Da wir diesen »Kunden« nun etwas besser kennengelernt haben, können wir das Erfahrene gewissenhaft abspeichern. Bei der nächsten sexuellen Belästigung gilt er als Wiederholungstäter. Es wird eng für ihn. Das weiß er. Er weiß auch, wie er diese Enge verhindern kann: Sein Opfersuchradar feiner tunen und nur noch auf hundertprozentige Opfer setzen, die sich ganz bestimmt nicht wehren. Aber da kann er sich gewaltig täuschen!

»Können Sie mir erklären, wie die vier Geldbörsen in Ihren Rucksack kommen?«, fragte ich den Mann, der von einem anderen angezeigt wurde, weil er an dessen hinterer Gesäßtasche herumgefummelt hatte.

Das Opfer war schlank, fast mager – und sehr berührungsempfindlich. Einen Kampfsporttrainer stellt man sich anders vor, aber er war einer. Er brachte den am ganzen Körper zitternden Täter eigenhändig aufs Revier.

»Ich kann jetzt nicht mitkommen!«, rief ein anderer Täter hysterisch, den Kollegen festgenommen hatten, weil er an der Handtasche einer Frau gezerrt hatte. Ihre lauten Hilfeschreie weckten die Aufmerksamkeit von zwölf jungen Männern – wieder einmal ein Junggesellenabschied. Die umstellten den Dieb, riefen die Polizei und freuten sich während der kurzen Wartezeit über die gelungene Aktion.

»Ich habe einen Job«, jammerte der Täter. »In einer Stunde muss ich anfangen! Ich muss pünktlich sein. Alles hängt davon für mich ab.«

»Das hätten Sie sich vorher überlegen müssen«, stellte einer der Kollegen lapidar fest.

Der Festgenommene war kein Neuling. Er wusste, was ihn nun erwartete – und das würde eine Weile dauern: Vernehmung, erkennungsdienstliche Behandlung mit Fingerabdrücken und Fotos.

Ein Aufenthalt bei der Polizei ist keine Stippvisite. Wir nehmen uns Zeit für unsere Täter. Auf jeden Fall werden ihre Pläne durchkreuzt. Manchmal vergehen Stunden, bis alles festgestellt und abgeklärt ist. Manchmal ergeben sich Folgeermittlungen. Manchmal behalten wir auch jemanden da. Zwei Zellen sind für Kurzbesucher auf unserem Revier reserviert. Wer länger bleiben muss, wird in die Haftanstalt überstellt.

Polizisten sind Hilfsbeamte der Staatsanwaltschaft. Es ist nicht unsere Aufgabe, zu klären, wer recht hat. Wir sind dafür zuständig, alle Informationen zu sammeln und sie der Staatsanwaltschaft vorzulegen, die über das weitere Vorgehen entscheidet. Je mehr Informationen wir ihr geben, desto leichter fällt ihr das. Polizisten sind Jäger und Sammler in einem – und wenn sie etwas finden, dann zeigen sie das dem Staatsanwalt oder der Staatsanwältin an, daher auch das Wort »An-zeige«.

Eine Anzeige an sich ist nichts Schlimmes. Wenn Ihr Nachbar Sie anzeigt, weil Sie nachts den Motor Ihres Autos eine halbe Stunde laufen ließen, sind Sie deswegen noch kein Verbrecher. Sie können Ihrerseits anzeigen, dass Ihr Nachbar den Rasenmäher nachts eine halbe Stunde laufen ließ. Jeder kann alles Mögliche anzeigen. Eine Anzeige ist kein Schuldeingeständnis, kein schwarzer Fleck auf der Weste, schon gar keine Verurteilung. Sie macht auf etwas aufmerksam. Als Polizisten sind wir verpflichtet, Anzeigen aufzunehmen – sofern es einen Paragrafen gibt, dem wir sie zuordnen können. Ein Buch lesen oder summend spazieren gehen, kann nicht angezeigt werden. Dafür gibt es keinen Paragrafen. Wer absichtlich eine Bierflasche auf die Straße wirft oder Passanten anpöbelt, kann sicher sein, dass sich ein Absatz im Gesetzbuch findet, der eine Anzeige rechtfertigt. Was danach geschieht, bestimmt die Staatsanwaltschaft. Die erste Bierflasche wird möglicherweise toleriert. Es endet dennoch mit einem Vermerk. Bei der zweiten Bierflasche gibt es dann schon kein Pardon mehr.

Ein entsprechendes Vorgehen ist besonders im Bereich der häuslichen Gewalt wichtig. Deshalb rate ich allen Betroffenen, die Polizei zu verständigen, auch wenn »er sich wieder beruhigt hat«. Terrorisiert ein Ehemann seine Frau mit einer Aussage wie: »Ich bring dich um« – das kommt übrigens nicht selten vor –, befinden wir uns im Bereich der Bedrohung. Hier können wir ein Kontaktverbot aussprechen, falls die Ehefrau das möchte: »Es ist Ihnen in den nächsten zehn Tagen untersagt, sich Ihrer Frau auf hundert Meter zu nähern. Ferner ist Ihnen in diesem Zeitraum jeglicher Kontakt zu Ihrer Frau untersagt, auch per Telefon oder E-Mail.«

»Aber ich wohne hier.«

»Wir haben Ihnen soeben ein Kontaktverbot ausgesprochen.«

»Und wo schlaf ich dann?«

»Das ist Ihr Problem.«

Ein solches Kontaktverbot soll der Betroffenen die Zeit geben, bei Beratungsstellen oder beim Familiengericht ihre Zukunft ohne den Aggressor auf den Weg zu bringen. Die Bedrohung wird aktenkundig, die Anzeige läuft. Der Täter agiert nicht mehr im Dunkeln, und das ist ihm überhaupt nicht recht. Ein Täter fühlt sich nicht wohl, wenn er auf öffentlicher Bühne steht, ganz gleich, ob bei der Polizei oder auf der Straße, wenn ein Opfer sich wehrt und andere aufmerksam macht. »Lassen Sie mich in Ruhe!« Das, was gerade für viele erkennbar geschieht, ist dem Täter äußerst zuwider. Er hasst das geradezu. Er will keinen Ärger. Schon gar nicht will er festgenommen werden. Kriminalpolizei? Nein. Gerichtsverhandlung? Nee, bloß das nicht. Dann lieber weg hier. Schnell.

Sollten Sie jemals in eine Situation geraten, die den Einzugsbereich des Strafgesetzbuchs betrifft: Zeigen Sie die Tat an! So stoppen Sie einen Täter, der sich vielleicht sonst unbesiegbar fühlt. Passiert ja nix.

Geben Sie dem Täter keine Chance,
unerkannt im Dunkeln zu bleiben.

Zerren Sie den Aggressor ans Licht mit Ihrer Anzeige! Vielleicht war es gar nicht so schlimm, was Ihnen widerfahren ist, doch leider ist davon auszugehen, dass sich Täter, wenn es immer gut für sie läuft, manchmal steigern. Zuerst nur ein bisschen beleidigen, dann am Po herumtatschen, danach richtig hinlangen, schließlich die versuchte Vergewaltigung – und noch immer hat keine Geschädigte Anzeige erstattet. Da kann man doch auch mal aufs Ganze gehen. Ist der Täter aktenkundig, wird er womöglich schneller gefasst und härter bestraft werden.

Meine Kollegin Diane und ich hören in unseren Kursen zur Zivilcourage manchmal unglaubliche Geschichten, die leider nie angezeigt wurden. Männer belästigten da Frauen auf das Übelste, rannten ihnen nach, versuchten sie zu küssen, zu vergewaltigen – und die Betroffenen waren froh, dass nichts Schlimmes geschah.

»Haben Sie das angezeigt?«, fragen wir dann.

Die häufigste Antwort: »Nein, es ist ja nichts passiert.«

Das stimmt nicht. Im doppelten Sinn. Erstens haben alle Betroffenen lange gebraucht, um das Erfahrene zu verarbeiten – »Ich hab mich wochenlang nicht mehr getraut, mit der U-Bahn zu fahren«, »Ich hab seitdem immer ein schlechtes Gefühl, wenn ich durch einen Hinterhof gehe …« Und zweitens hat der Täter ein Erfolgserlebnis, wenn es keine Konsequenzen für seine Straftat gibt.

Grenzverletzendes Verhalten ist meistens strafbar. Das ist

dem Täter völlig klar. Und deswegen schreit er beim Eintreffen der Polizei auch am lautesten: »Ich hab nichts gemacht! Ich war's nicht!«

Lassen Sie sich von solchen Behauptungen niemals beirren. Das ist tätertypisch. Das gehört bei denen sozusagen zum schlechten Ruf.

Die Welt der Würstchen

Täter kennen sich im Strafgesetzbuch meistens recht gut aus. Genauso wissen Leute, die gern zu schnell Auto fahren, darüber Bescheid, welche Übertretung wie viele Punkte im Verkehrszentralregister in Flensburg kostet. Wer sich an rote Ampeln und Geschwindigkeitsbegrenzungen hält, findet sich im Punktekatalog nicht so gut zurecht, weil es ihn nicht betrifft.

Der Täter ist sich genauestens bewusst: Eine Frau in der U-Bahn anstarren liegt noch im grünen Bereich, wenn auch an der Grenze. Ihr ans Knie fassen wäre kritisch.

Die Frau ergreift die Initiative: »Hören Sie auf, mich anzuglotzen.«

Das Würstchen windet sich und denkt: Wenn ich ihr jetzt eine knalle, was ich am liebsten täte, bringe ich mich in Schwierigkeiten. Bin ich blöd? Nee. Also weg.

Ein anderes Würstchen hat ein Messer dabei. Nur zu gern würde es die Farbe der Unterwäsche der Frau kennen, die ihm gegenübersitzt. Was wäre das für ein Spaß, mal ein bisschen mit dem Messer vor ihrem Gesicht herumzufuchteln. Aber auch dieses Würstchen weiß Bescheid. Und so bleiben seine Allmachtsfantasien Träume. Sie bleiben es für immer, weil er ein Würstchen ist und Würstchen solche Träume brauchen wie die Weißwurst den süßen Senf.

Sobald wir Polizisten hören, dass eine Waffe mit im Spiel war, greifen wir zu Handschellen. Wer mit Messer, Schlagring und Konsorten hantiert, wird festgenommen. Sehr unangenehm. Die Hände auf dem Rücken. Alle gucken. Man kann sich nicht bewegen. Oberscheiße. Und dann auch noch der Weg zum Streifenwagen. Spießrutenlaufen. Stolz sieht anders aus. Mit gesenktem Kopf trottet der Täter vor sich hin. Er schämt sich. Er bittet sogar: »Können Sie mir eine Jacke über den Kopf hängen, damit mich niemand erkennt?«

Und dann erfolgt die Demütigung beim Einsteigen. Ohne Zuhilfenahme der Hände ist es schwer, im Streifenwagen Platz zu nehmen… Man kennt die Geste aus Krimis. Wie einem Kleinkind wird dem Kriminellen geholfen. Und das ist nur der Anfang seiner Misere. Was jetzt kommt, ist nicht schön. Allmählich sickern die Folgen in sein Bewusstsein. Angefangen bei seiner Wäsche. Er hat nichts dabei, wird aber was brauchen, denn es geht ins Gefängnis. Er begreift, was er alles verlieren wird. Den Ausbildungsplatz, den ihm das Arbeitsamt vermittelt und auf den er so lange gewartet hat. Da braucht er gar nicht erst anzurufen und mitzuteilen, dass er erst drei oder sechs Monate später erscheinen wird. Die Wohnung ist dann wohl auch weg, denn wie soll er das Geld für die Miete verdienen, wenn er im Knast hockt? Und was soll er seiner Freundin erzählen? Seinen Eltern? Kindern?

Das alles sind sehr unangenehme Vorstellungen. Man kann sie förmlich im Gesicht des Täters ablesen. Mancher verliert nicht nur die Fassung, sondern auch Flüssigkeit. Das riecht man deutlich. Was ihm noch peinlicher ist. Wie gesagt: Frische Wäsche hat er nicht dabei.

Die Täter, die bei uns im Streifenwagen Platz nehmen, sehen anders aus als die Täter in Fernsehkrimis. Letztere sind harte Kerle und bleiben es. Die Täter in der realen Polizeiwelt sind in der Mehrzahl Plappertaschen mit nervösen Schließmuskeln, sie reden und reden und reden. Und alle können sie nichts dafür. Das muss man doch verstehen, dass sie mal einen über den Durst trinken, wenn alles so ätzend läuft. Einen Job haben sie ja auch nicht, woran ihre Eltern schuld sind, die haben sich nie um sie gekümmert. Ein Scheißstart in das Leben war das, was will man denn da erwarten, immer ist alles schiefgelaufen. Und in der Schule hat es auch nicht geklappt, weil sich die Lehrer nur um die anderen bemüht haben. Wir kennen diese Geschichten auswendig. Die Geschädigten, die Anzeige erstatten wollen, kennen sie allerdings nicht und bekommen dann manchmal Mitleid mit dem Täter. »Der arme Mann. Ich glaube, ich ziehe meine Anzeige zurück.«

Das ist möglich, allerdings kann die Polizei das nicht veranlassen. Aber wir vermerken schriftlich, dass der Geschädigte kein Interesse an der Strafverfolgung hat. Die Staatsanwaltschaft wird das Verfahren dann in der Regel einstellen, außer die Straftat ist sehr schwerwiegend. Dennoch versuchen wir, dem Geschädigten von einem Rückzug abzuraten, denn das bedeutet für den Täter ein Erfolgserlebnis. Der Täter jammert, winselt – und wird nicht bestraft. Super, das klappt ja prima, das merke ich mir. Ich benehme mich weiter daneben, werde vielleicht auch gewalttätig, und wenn ich auffliege, dann versuche ich es mit der Mitleidsmasche.

Das gleiche Prinzip gilt auch für Drohungen: »Wenn du die Polizei holst, dann mache ich dich fertig, nehme dir die Kinder weg oder lasse dich abschieben.« Dies hören wir sehr häufig im Bereich häuslicher Gewalt in ausländischen Familien. Die Ehefrau spricht kaum Deutsch, hat ein Veilchen und Angst, ausgewiesen zu werden, wenn sie sich wehrt und die Polizei holt. Um es mal deutlich zu sagen: Das ist Unsinn, ein Opfer wird nicht abgeschoben. Aber leider werden gerade im Bereich der häuslichen Gewalt, auch in deutschen Familien, Anzeigen öfter zurückgezogen, was die Situation für die Geschädigten nicht besser macht, im Gegenteil. Viele Betroffene wissen nicht, dass es eine Vielzahl von Beratungsmöglichkeiten für sie gibt. Hilfe anzunehmen hat nichts mit Schwäche zu tun, sondern einzig und allein mit Stärke und Selbstbestimmtheit.

Weil ein Täter aus genannten nachvollziehbaren Gründen keinesfalls Kontakt mit der Polizei haben möchte, muss er sein Opfer sehr sorgfältig auswählen. Es muss sicher sein, dass sein Gegenüber nach seinen Regeln mitspielt. Dass es in Schockstarre verfällt, in der geistigen Warteschleife verharrt, dass er ein leichtes Spiel hat. Der Täter ist darauf angewiesen, dass das Opfer ein Lämmchen bleibt. Dass es Angst vor ihm hat, damit er sich groß und mächtig fühlen kann und zu seinem guten Gefühl kommt, was er so nötig braucht, damit er sich nicht klein und unbedeutend fühlen muss. Dass er das aber letztlich ist, beweist er durch seine Täterschaft.

Stören Sie das Spiel des Täters.

Spielen Sie nicht mit. Sie wissen ja jetzt, wie es geht und wie dringend er auf Ihre Kooperation angewiesen ist. Die Sie ihm ab sofort versagen. Stattdessen drohen Sie ihm nötigenfalls mit den Bösen: »Sonst hole ich die Polizei!«

Der Bahnhof, die Nacht, der Parkplatz, die Frau und ich

Es herrschte eine surreale Stimmung am Münchner Hauptbahnhof nachts um halb eins. Ich musste mich beeilen, um die letzte Bahn zu erreichen. Der Tag im Revier war lang gewesen. Seit frühmorgens konzentrierten wir uns auf eine Maßnahme, deren Schwerpunkt Betäubungsmittel waren. Zur Unterstützung war die Bereitschaftspolizei eingesetzt, ich selbst als Verbindungsmann zwischen meiner Dienststelle und der Bereitschaftspolizei. Ziel des Vorgehens war eine Vertreibung der Drogenszene vom Bahnhof, was selten nachhaltig funktioniert. Aber man versucht es immer wieder, weil die zur Betäubungsmittelszene gehörenden Bürgerinnen und Bürger oft Straftaten begehen: Beschaffungskriminalität, Rauschgifthandel. Das stört das Sicherheitsgefühl der Allgemeinheit. Von Zeit zu Zeit versuchen wir deshalb, der Drogenszene mit konzertierten Aktionen den Bahnhof zu verleiden. Das ist natürlich keine Lösung, und es gelingt auch nur kurzfristig.

Auf dem Weg über den leeren Querbahnsteig fiel mir zwischen den Kiosken eine junge rothaarige Frau auf. Ich dachte mir nichts dabei, vergaß sie auch gleich wieder. Die Regionalbahn stand bereits am Gleis. Außer mir stieg niemand zu. Nebel waberte zwischen den Zügen. Es war schon ziemlich herbstlich in dieser Septembernacht. Ich setzte mich an einen Viererplatz an den Gang und packte mein Buch aus. Zum Abschalten lese ich gern. Kurz vor Abfahrt des Zuges hörte ich Schritte, und plötzlich saß mir die rothaarige junge Frau gegenüber. Der Zug war leer. Komplett. Nur wir beide befanden uns im Waggon.

Warum setzt sie sich so nah zu mir, dachte ich – und fand dann eine Erklärung: Vielleicht fühlt sie sich dadurch sicherer. Vielleicht hatte ich meine Uniform innerlich noch nicht abgelegt und sie spürte, dass sie bei mir gut aufgehoben war. Die Polizei, dein Freund und Helfer.

Sie schaute mich nicht an, sondern tippte die nächsten zwanzig Minuten wie wild auf ihrem Smartphone herum, was mich zuerst beim Lesen störte, schließlich hörte ich es nicht mehr.

An meiner Station stieg ich aus und lief über den Bahnsteig zum Parkplatz, der nur spärlich beleuchtet war. Mein Auto stand weit entfernt von den Gleisen. Plötzlich hörte ich Schritte hinter mir. Ich blieb stehen, drehte mich um – da war die Rothaarige. Kein anderes Auto parkte auf dem Platz, eigentlich eine Wiese. Dahinter, am anderen Ende der Grasfläche, befanden sich einige Häuser. Vielleicht wohnt die da?, überlegte ich. Kann ja sein.

Was mir in diesem Augenblick nicht auffiel, erst danach, war, dass die Frau stehen blieb, als ich stehen blieb. Ich lief weiter zu meinem Auto, stieg ein, schnallte mich an. Als ich mit den Augen den Bewegungen meiner Hand zum Gurt folgte, bemerkte ich eine Gestalt am Seitenfenster.

Die Rothaarige. Sie sah mich an. Mit stierem Blick.

Nein, ich schrie nicht auf, aber ich bekam einen Riesenschreck, und mir wurde klamm. Der Psycho-Thriller *Eine verhängnisvolle Affäre* mit Michael Douglas und Glenn Close fiel mir ein, ich hatte ihn erst am Wochenende zuvor gesehen. Das tote Kaninchen im Kochtopf! Es gibt so verrückte Frauen. Ich sicherte die Türen und fuhr weg. Zügig. Ohne zu fragen, was sie wollte. Von wegen Freund und Helfer! Das war mir in diesem Moment egal. Im Rückspiegel sah ich sie im schummrigen Licht auf dem Rückweg zum Bahnhof.

Zu Hause angekommen, gestand ich meiner Frau: »Ich bin gerade von einer Frau verfolgt worden.«

Meike lachte.

»Nein, im Ernst«, sagte ich.

»Und was wollte sie?«

Ich zuckte mit den Schultern. »Keine Ahnung.«

»Hast du sie nicht gefragt?«

»Ich konnte nicht.«

»Wie, du konntest nicht?«

»Ich habe die Türen gesichert.«

Meine Frau schaute mich fragend an.

»Ich war total überrascht.«

»Wie sah sie aus?«, wollte meine Frau wissen.

»Rothaarig.«

»Und sonst? Was hatte sie an?«

Ich dachte nach und stellte dann fest, dass ich das nicht wuss-te. Obwohl sie mir gut zwanzig Minuten gegenübergesessen hatte. Alles, was ich wusste, war, dass sie einen komischen Blick hatte und rote Haare.

Seither bin ich nie mehr unterwegs, ohne mein Gefahrenra-dar einzuschalten. Ich habe am eigenen Leib erfahren, dass nicht nur Männer Angst und Schrecken verbreiten können. Die klas-sische Rollenverteilung, Männer sind Täter, Frauen sind Opfer, stimmt zwar meistens, aber eben nicht immer.

Vertrauen in die eigene Intuition

Unsere Intuition ist auch ein Gefahrenradar. Das Wort »Intui-tion« stammt aus dem Lateinischen: *intueri* bedeutet »anschauen« und »erkennen«, und zwar im subjektiven Sinn. Die Intuition wacht über unsere Sicherheit und beschützt uns – wenn wir sie lassen, wenn wir etwas mit unserem Bauchgefühl erfassen. Intui-tives Denken klärt schlagartig Sachverhalte, deckt Zusammen-hänge auf und zeigt Lösungswege. Aber weil wir uns für ver-nunftbegabt halten, hören wir oft nicht richtig auf das, was unser Bauch sagt, oder wehren die naturgegebene Wachsamkeit ab, am liebsten mit »Ja, aber«-Sätzen:

* Das sind vielleicht seltsame Gestalten, aber die machen sicher nur Spaß.
* Der Typ guckt mich komisch an, aber wahrscheinlich gefalle ich ihm bloß.
* Puh, mein Sitznachbar hat wohl noch nie was von Duschen

gehört, aber wenn ich jetzt weggehe, was denken dann die anderen von mir?

- Das Gespräch ist ganz schön anzüglich geworden, aber besser, er redet mit mir als mit der Kleinen gegenüber, die kann sich gewiss nicht gegen so einen wehren.

Bestimmt werden Ihnen nach einigem Nachdenken ebenfalls Situationen einfallen, in denen Sie im Nachhinein feststellten: Eigentlich habe ich es von Anfang an gewusst. Ihr Bauchgefühl hat Sie gewarnt. Aber dann haben Sie aus irgendwelchen Gründen nicht auf Ihre innere Stimme gehört. Heute wissen Sie, Sie hätten darauf ohne ein »Ja, aber« reagieren sollen. Sie hätten den Job bei dem unsympathischen Chef nicht annehmen sollen, auch wenn die Kollegin einen netten Eindruck machte. Sie hätten anhalten sollen, als das Auto so komische Geräusche von sich gab. Sie hätten hellhörig werden sollen, weil die Freundin am Telefon plötzlich eine ganz andere Stimme bekam, als Sie nach ihrem Mann fragten. Sie hätten erkennen können, wohin das führt, als die zwei jungen Männer Sie so unverschämt musterten ...

Eigentlich haben Sie es schon damals gewusst. Sie wissen es immer – wenn Sie es wissen wollen, wenn Sie hinhören. Auf Ihre Intuition können Sie sich verlassen! Keiner kann Ihnen besser raten. Es gibt niemanden, der auf Ihrer Schulter sitzt und Ihnen ins Ohr wispert, was Sie tun sollen. Die Stimme der Intuition tragen Sie in sich. In Ihrem Bauch oder wo auch immer. Nehmen Sie sie ernst und vertrauen Sie ihr! Sie flüstert Ihnen zu, ob dieser Platz im Bus neben den jungen Männern sicher ist. Ob Sie besser weggehen sollen. Ob eine Situation für Sie unangenehm ist. Ob die Freundin am Telefon wirklich in Not ist. Oder jemand anderes.

Was für den einen Menschen bedrohlich sein mag, kann für einen anderen völlig unbedenklich sein. Genau deshalb ist es ja so wichtig, auf sich selbst zu hören, nicht auf andere. Max würde sich nie im Leben zu Skinheads setzen, Benny fühlt sich bei denen pudelwohl. Eine Rentnergruppe auf dem Weg zur Zugspitzbahn wird sich nicht in ein Abteil setzen, in dem junge Raver ihre Musik voll aufgedreht haben. Die Raver wiederum würden sich nicht in einem Abteil niederlassen, in dem sich Polizisten befinden, die gerade auf Betriebsausflug sind. Dabei wären sie dort bestens aufgehoben! Das heißt: Bei einer Einschätzung, die auf Vorurteilen basiert, kann man sich täuschen. Allerdings irrt das unmittelbare, spontane Bauchgefühl nie, wenn es um die Frage geht: »Trau ich dem oder nicht?«

Lernen Sie, Ihr Gefahrenradar zu lesen: Fühle ich mich hier wohl, neutral oder will ich weg?

Es kann sein, dass Sie sich zuerst wohlfühlen, dann aber fort wollen. Denken Sie nicht darüber nach. Tun Sie es einfach. Sie brauchen sich nicht zu rechtfertigen, denn Sie bringen sich in Sicherheit. Viele Täter versuchen ihre Opfer erst einmal einzuwickeln, versprühen Charme, um den Verstand zu benebeln, ehe sie ihr wahres Gesicht zeigen. Und während das Opfer noch damit beschäftigt ist, diese widerstreitenden Eindrücke zu sortieren, dringt der Täter immer weiter vor. Wer frühzeitig außer Reichweite ist, entzieht ihm den Boden und behält die Kontrolle.

Achtsamkeit als Prophylaxe

Ihre Intuition entscheidet aufgrund von Informationen, die Sie unbewusst sammeln. Vergegenwärtigen Sie sich diese und richten Sie Ihre Achtsamkeit auf die Umgebung, damit Sie sofort merken, wenn jemand Ihre Grenzen missachtet oder übertritt, und Sie reagieren können. Machen Sie sich bewusst: Wo bin ich? Wer ist um mich herum? Auch wenn Sie in einem Buch lesen:

Heben Sie hin und wieder den Kopf und nehmen Sie wahr, wer sich in Ihrer Nähe befindet. Ein kurzer Blick in die Augen oder zur Nasenwurzel signalisiert dem Gegenüber: Du bist registriert. Danach können Sie weiterlesen bis zur nächsten Kontrollrunde.

Seien Sie wachsam und speichern Sie, was um Sie herum passiert, damit kein Täter Sie überraschen kann.

Der Täter will eines, er will Sie überraschen, weil er weiß, dass Überraschung zu Angst und Angst wiederum zu Stress führt. In diesem Moment hat er Sie zu einem willfährigen Opfer gemacht. Lassen Sie also Vor-Sicht walten, ohne deswegen ängstlich zu sein. Sie brauchen Ihre Umgebung nicht misstrauisch zu beäugen und jedem das Schlimmste zu unterstellen. Sie sollten nur nicht vergessen, dass Sie nicht allein sind und dass nicht alle Mitmenschen so friedfertig sind wie Sie. Deswegen können Sie trotzdem an das Gute im Menschen glauben und andere anlächeln. Aber achtsam bleiben! Davon profitieren auch Ihre Mitmenschen, die nicht wissen, dass man das eigene Gefahrenradar im Stand-by-Modus halten sollte. Schauen Sie für andere mit. Und irgendwann sehen alle füreinander, aufeinander.

Zur Prophylaxe gehört in öffentlichen Verkehrsmitteln auch die Wahl des Sitzplatzes. Wie schon erwähnt: Setzen Sie sich nicht ans Fenster, sondern wählen Sie einen Gangplatz, damit Sie schnell den Sitz wechseln können und dabei nicht behindert werden. Im Bus vermeiden Sie den Platz hinten in der Ecke. Halten Sie sich alle Möglichkeiten offen. Ihre Vorgehensweisen sind keine Fluchten, sondern Handlungsoptionen für selbstbewusste Spielverderber.

Manche Menschen, die spät in der Nacht unterwegs sind, schalten kein Gefahrenradar ein, sondern ihr Handy. Entweder sie erzählen einem echten Gesprächspartner etwas oder sie geben vor zu telefonieren, in der Hoffnung, das würde potenzielle Täter abschrecken. Vielen vermitteln solche Gespräche ein Gefühl der Sicherheit: »Also ich bin jetzt gerade aus der S-Bahn ausgestiegen und gehe über den Marktplatz ... Jetzt biege ich in die Müllerstraße ein ...«

Diese Sicherheit ist eine trügerische, denn die Handybenutzer konzentrieren sich nicht auf ihre Umgebung, sondern auf das Gespräch. So blockieren sie ihr Gehör und damit einen wichtigen Teil ihrer Wahrnehmung. Angenommen, Sie würden tatsächlich verfolgt: Würden Sie das mitkriegen? Angenommen, Sie würden tatsächlich angegriffen: Wie sollte Ihnen Ihr Gesprächspartner helfen? Er müsste auflegen, um die Polizei zu verständigen, das wird er aber nicht tun, weil er die Verbindung nicht kappen will. So wird er schlimmstenfalls hilfloser Zeuge einer Straftat.

Also besser: Handy in Bereitschaft, aber nicht am Ohr, stattdessen das Gefahrenradar auf Empfang. Und natürlich keine Ohren voller Musik, dann bekommt man nämlich gar nichts mit. Am besten funktioniert das Gefahrenradar, wenn alle Kanäle offen sind: Hören, Sehen, Fühlen, Riechen – und manchmal schmeckt Gefahr auch.

Riese oder Spargeltarzan: Situationen richtig einschätzen

»Und wie hat der Mann ausgesehen, der Sie eben belästigt hat?«, fragt der Kollege auf der Wache eine Frau, die eine Anzeige erstatten möchte.

»Wie er ausgesehen hat?«, wiederholt die Frau, und in diesem Augenblick ist klar, worauf das hinausläuft. Der Mann hat kein

Aussehen gehabt. Das ist so, wenn man gestresst ist, da verlieren Täter ihre Gesichter, als wären diese nur lose befestigt gewesen. Ich weiß, wovon ich spreche, konnte ich ja die rothaarige Frau, die mir über zwanzig Minuten gegenübersaß, auch nicht beschreiben.

Ein anderes Phänomen betrifft die verzerrte Wahrnehmung des Täters. Oft hören wir von einem »Riesen, mindestens ein Meter neunzig groß, breitschultrig, ein Kraftpaket« – und verhaften dann einen ein Meter siebzig großen Spargeltarzan. Der Geschädigte hat den Täter als übermächtig empfunden. Riesig und omnipotent. Das muss man wissen, damit muss man rechnen. Nur sehr selten bekommen wir eine ausführliche Täterbeschreibung. Eher ein Detail: Er hat abgekaute Fingernägel. Er hat rote Schuhbänder in den schwarzen Schuhen gehabt.

Schulen Sie Ihre Wahrnehmung. Wer ist mit Ihnen in der Bahn unterwegs, wer überquert neben Ihnen die Straße, was sind das für Leute? Riskieren Sie einen Blick, nehmen Sie Ihre Mitmenschen bewusst wahr! Dies sollte Ihnen in Fleisch und Blut übergehen: aufmerksam sein. So verhindern Sie auch, dass der Verstand eigenmächtig Erinnerungslücken schließt, die womöglich nichts mit der Wahrheit zu tun haben.

Drcuh Afuemkraskmiet belbit mien Gfehaerrnaadr sttes wcahasm, dnen ich hbae glenert, mieenr egineen Itniuiotn zu vrertuaen. Ich turae mir slesbt und bin nhict auf die Awnieusengn zum Hnalden von adnreen agnweeiesn.

Es ist nchit witihcg, in wlecehr Rnefloghieie die Bstachuebn in eneim Wort snid, das eznige was wcthiig ist, dass der estre und der leztte Bstabchue an der ritihcegn Pstoiin snid. Der Rset knan ein ttoaelr Bsinöldn sein, tedztorm knan man ihn onhe Pemoblre lseen. Das liget draan, weil wir nicht jeedn Bstachuebn enzelin leesn, snderon das Wort als Gzeans enkrenn. Ehct ksras!

Richtig krass wird es, wenn es sich um eine Straftat handelt. Jemand sieht den Mann mit dem Messer und den anderen, der unbewaffnet ist. Er wendet sich kurz ab, um den Notruf auf dem Bahnsteig zu suchen. Als er sich wieder umdreht, liegt der unbewaffnete Mann auf dem Boden. Später wird der Zeuge zu Protokoll geben, der mit dem Messer habe auf den anderen eingestochen. Das hat er aber nicht gesehen. Sein Verstand hat das nachträglich aufgefüllt. Ist ja auch logisch. Doch wenn zwischenzeitlich der berühmte dritte Mann aufgetaucht wäre, hätte der erste Mann Pech gehabt.

Bei Verkehrsunfällen erlebt man das oft in einer ähnlichen Weise, sogar wenn man selbst beteiligt war. Man erinnert sich an die roten Bremslichter vor einem. Dann gibt es eine Lücke, und danach umklammerte man das Lenkrad. Der Aufprall ist ausgeblendet, als hätte man ihn nicht erlebt. Der Verstand hat den Schutzschalter umgelegt und den Aufprall getilgt. Berichtet man jedoch später von dem Hergang, schließt der Verstand die Lücke, baut eine Brücke, auch wenn man sich selbst noch immer nicht an den Aufprall erinnert. Je nach erzählerischem Talent kann das sehr anschaulich daherkommen, da quietschen dann die Bremsen, Passanten reißen die Münder auf, es knallt heftig. Diese Darstellung verfestigt sich und wird so in der eigenen Biografie abgelegt. Dass man sich gar nicht des Aufpralls entsinnen kann, bleibt für immer vergessen. Ich war doch dabei. Eben nicht – beziehungsweise nicht ganz.

Es lohnt sich, auf Ihr Gefahrenradar zu hören! Sobald es anschlägt, stecken Sie den Kopf nicht in den Sand, verstöpseln keine Ohren, sondern nehmen die Situation aufmerksam wahr – um dann zu entscheiden: Ist sie tatsächlich gefährlich? Ist das da drüben ein Streit zwischen einem Paar oder ein Übergriff? Verletzt jemand meine Grenzen oder hat er mich nur aus Versehen angerempelt?

Heben Sie den Blick. Schauen Sie dem anderen in die Augen. Zeigen Sie ihm: Ich sehe dich! Stopp! So lassen Sie einem aufgeblasenen Würstchen die Luft ab.

Sie können jetzt nicht mehr behaupten, Sie hätten nichts mitbekommen. Meistens würde das sowieso nicht stimmen. Selbst wenn wir den Kopf in den Sand stecken, bekommen wir noch eine Menge mit. Es gab schließlich einen Grund, warum wir den Kopf in den Sand steckten.

Kühlen Kopf bewahren

Atmen Sie!

Wenn ein Täter nicht so schnell aufgibt, entsteht noch mehr Stress. Es wird uns heiß, und dann ist es schwierig, einen kühlen Kopf zu bewahren. Natürlich haben wir Angst, die Situation könnte entgleisen. Aber das ist auch gut so, denn die Furcht macht uns vorsichtig. Allerdings: Um Handlungsspielraum zu behalten und agieren zu können, brauchen wir den kühlen Kopf. Den erhalten wir, indem wir ihm Luft zuführen. Atmen! Zweimal S: schauen und schnaufen. Das Gehirn mit Sauerstoff versorgen.

Das lernen Polizisten auch in ihrer Ausbildung. Der erste Schritt in einer Gefahrensituation lautet: Ruhe bewahren. Schritt zwei: Uhrzeit festhalten. Und dann geht es weiter, je nach Einsatz. Eine Rauferei läuft anders ab als ein Raubüberfall. Aber zuoberst heißt es: Ruhe bewahren – und genau das sollten Sie sich auch zu eigen machen, um Handlungssicherheit zu haben. Die bekommen Sie mit Atmen. Sie brauchen jetzt ganz besonders viel Luft, weil Sie sich eine Strategie überlegen müssen. Was tun? Wie komme ich raus aus der Situation, wie helfe ich einem anderen bei größtmöglicher Sicherheit? Soll ich den Busfahrer verständigen? Leute hinzuholen? Aufstehen und weggehen? Die Notbremse ziehen? Die Polizei verständigen? Sie haben sehr viele Möglichkeiten, doch wenn Sie nicht denken können, weil

Sie nicht atmen, wird Ihnen in der Not keine einzige einfallen. Also schnaufen und schauen Sie! Damit es Sie nicht kalt erwischt:

Hoppla, da kommt eine Gruppe angetrunkener junger Männer auf mich zu.

Hoppla, die sehen aus wie Fußballfans.

Oh je, Bayern hat verloren.

Ups, die gehen in meine Richtung.

Mist, die sehen grantig aus.

Oh je, jetzt haben sie mich entdeckt.

Ach, die werden schon vorbeigehen.

Hilfe! Jetzt bin ich mittendrin.

Und jetzt pöbeln Sie mich auch noch an: »Hey, du Arschloch!«

Wie komme ich hier wieder raus?

Dieser Mann hat schlechte Karten. Hätte er auf sein Gefahrenradar gehört, wäre er schon längst in Sicherheit. Aber dann hätte er die Musik in seinen Ohren leiser drehen müssen, anstatt träumend, wenn auch im Takt, durch die Stadt zu laufen. Die Schlachtrufe der Fußballfans waren von Weitem zu hören, und sie versprachen nichts Gutes, sondern Tod den Torjägern.

Bitte glauben Sie nun nicht, Sie dürften nie mehr entspannt unterwegs sein, wenn Sie Wert auf Sicherheit legen. Nein, Sie müssen nicht ständig Wache schieben! Aber hin und wieder sollten Sie kontrollieren, was um Sie herum los ist. Machen Sie es einfach so, wie Sie es aus der Erziehung von Kindern kennen. Im Prinzip lassen Sie sie frei laufen, frei spielen. Trotzdem schauen Sie immer mal wieder: Ist noch alles in Ordnung? Viel regeln die Kleinen selbst, aber manchmal kündigt sich eine Gefahr an, die ein Kind nicht einschätzen kann. Das Klettergestell ist sehr hoch. Ihr Gefahrenradar springt an: Mutter- oder Vaterinstinkt. Vorsichtshalber stehen Sie auf und stellen sich neben das Klettergestell. Nichts passiert. Ihr Kind landet Fuß für Fuß sicher im Sand. Und wenn es gefallen wäre, dann wären Sie da gewesen und hätten es in Ihren Armen geborgen. Getröstet. Wären Sie unaufmerksam gewesen und sitzen geblieben, obwohl Ihr Gefahrenradar schon piepte, hätte es ein Eis zum Trost gekostet. Es verlief gerade noch glimpflich. Kurz gesagt: Es geht um das vorausschauende Handeln.

Mutprobe
Täter im Visier

Sie müssen als Zeuge einen Täter beschreiben. Wie sah der Mann aus, der Ihnen sieben Stationen gegenübersaß und dann das Handy der Frau raubte? Welche Kleidung trug er? Was ist Ihnen sonst noch aufgefallen?

Eine Menge! Weil Sie Ihre Umgebung aufmerksam wahrnehmen. Dazu brauchen Sie niemanden anzustarren. Es reicht, Ihren Blick kurz über andere Menschen gleiten zu lassen. So wie Sie es ohnehin tun. Diesmal aber mit eingeschalteter Wahrnehmung, nicht blind und taub. Diesmal speichern Sie ab und vergessen das Gesehene nicht gleich wieder. Wenn Sie in der Bahn lesen: Blicken Sie an jeder Station einmal kurz auf. Was hat sich verändert? Wer ist da? Schauen Sie anderen offen ins Gesicht. Zeigen Sie: Ich habe dich wahrgenommen.

Das klappt? Gut, dann zur nächsten Stufe:

Wenn Sie Geld an einem Automaten abheben, drehen Sie sich um und schauen Sie die Leute an, die hinter Ihnen warten. Das ist besonders für ältere Menschen wichtig, die vielleicht Angst vor Betrügern haben. Sie signalisieren dadurch: Ich hab dich registriert. Der Täter hat auf seinem Radar: Kein guter Start, der Oma die Rente zu stehlen, die ist auf Zack. Jetzt kann der Täter später auch nicht mehr behaupten, ein Mitarbeiter der Bank oder der Kriminalpolizei zu sein, es sei irrtümlich Falschgeld ausgegeben worden – ein beliebter Trick –, das er abholen müsse. Er stand ja in der Schlange, und das wissen die älteren Bürger am Geldautomaten womöglich noch, fit wie die sind. Was den Täter nicht freut: Sich einfach umdrehen. So eine Frechheit!

Auch diejenigen, die keinen Trickbetrug im Sinn haben, wird ein solcher Blickkontakt irritieren. Sie werden verschämt wegschauen. Probieren Sie es ruhig aus. Sie können beim Umdrehen auch »Guten Morgen« sagen oder »Einen schönen Tag« wünschen. Für die Profi-Spielverderber unter Ihnen wäre auch ein freundlicher Morgengruß in der voll besetzten Bahn möglich. Das ist Selbstbewusstseinstraining pur.

Vielleicht werden Sie erschrocken angestarrt, aber keine Sorge: Für einen netten Gruß gibt es im Strafgesetzbuch keine Handhabe, es kann Ihnen nichts geschehen! Doch: Jemand kann Sie nett anlächeln und mitmachen!

9 Muskeltraining für Spielverderber

Der Mann regte sich bereits in der Schlange vor dem Fahrkartenschalter auf. Zwölf Schalter, drei offen. Und das am Freitagnachmittag. Typisch. Zu allem Übel hatte er noch das Pech, dass in der Schlange vor ihm nur Problemfälle diskutiert wurden. Da wollte niemand bloß eine Fahrkarte, sondern ausführliche Beratung. Es dauerte und dauerte und dauerte. Der Mann hatte zwar nichts Dringendes vor, er lief auch nicht Gefahr, einen Zug zu versäumen, regte sich aber trotzdem immer mehr auf.

Die Japanerin vor ihm in der Schlange hatte ihre Dokumente noch nicht wieder in ihren Brustbeutel eingepackt, da stürmte er schon voran, ehe die Angestellte ihm auffordernd zugenickt hatte. So war sie noch mit dem Abschließen des Vorgangs der letzten Kundin beschäftigt, als er seinen Fahrschein auf den Tresen knallte.

»Umbuchen!«, bellte er.

»Grüß Gott«, sagte sie und lächelte freundlich. »Was kann ich für Sie tun?«

»Umbuchen, hab ich doch gesagt«, wiederholte er.

Die Angestellte nahm sein Ticket zur Hand.

»Und die Sitzplatzreservierung nicht vergessen«, wies er sie an.

»Wohin soll ich Sie umbuchen, bitte?«, fragte die Angestellte.

»Na, auf den nächsten.«

»Also den nächstspäteren Zug morgen?«, erkundigte sich die Angestellte.

»Hören Sie mir nicht zu? Wann denn sonst?« Empört schnappte der Mann nach Luft und schaute sich beifallheischend um. Doch niemand beachtete ihn oder teilte seine Aufgebrachtheit über diese lahme Angestellte, die ihn nun auch noch wissen ließ: »Es tut mir leid, für die erste Klasse kann ich leider keine Platzreservierung mehr vornehmen, der Zug ist voll. Und außerdem müssten Sie bei dieser späteren Verbindung in Kassel umsteigen.«

»Kassel!«, ereiferte sich der Mann. »Und bis dahin soll ich im Zug stehen, oder was?«

»Natürlich nicht, ich kann Ihnen gerne einen Sitzplatz in der zweiten Klasse anbieten.«

Der Mann dachte nach. Die Frau wartete.

»Gibt's hier keine Kugelschreiber mehr, oder was?«, beschwerte er sich schließlich.

Die Angestellte reichte ihm einen Stift. Aber anstatt nun etwas zu notieren, warf er ihn ihr gegen die Brust, wo er abprallte und zu Boden fiel. Lächelnd hob sie ihn auf und gab ihn dem Mann zurück. Daraufhin knallte er den Kugelschreiber so wütend auf den Tresen, dass er in mehrere Teile zersprang.

Seit einiger Zeit wurde der Kunde vom Leiter des Reisezentrums beobachtet, der wegen der lauten Stimme aufmerksam geworden war. Unverzüglich forderte er den Mann auf, das Reisezentrum zu verlassen. Er begleitete den tobenden Kunden zur Tür, der lautstark seiner Unzufriedenheit Ausdruck gab: »Nie mehr fahre ich mit euch. Scheißbahn! Saftladen!«

Servicekräfte sind darauf trainiert, freundlich und höflich zu Kunden zu sein. Der Kunde ist nicht nur König, er hat auch immer recht. Hier wird teilweise Übermenschliches von Servicekräften verlangt – und das sollten sie sich nicht bieten lassen. Auch wer im Dienstleistungsbereich arbeitet, kann die Einhaltung gewisser Grenzen erwarten, und wenn diese übertreten werden, darf selbst ein Servicemitarbeiter einen Riegel vorschieben. Sollte das vom Vorgesetzten anders gesehen werden, muss dem Chef ein Riegel vorgeschoben werden.

Die Bahn-Angestellte ließ sich viel zu viel gefallen. Spätestens als der Kunde ihr den Kugelschreiber an die Brust warf, hätte sie reagieren sollen: »Verlassen Sie meinen Schalter! Wenn Sie sich beruhigt haben, können Sie wiederkommen, und ich bin bereit, eine für Sie günstige Zugverbindung herauszusuchen.«

Ich behaupte, der Feierabend dieser Frau wäre schöner verlaufen, wenn sie so reagiert hätte, anstatt sich fortgesetzt beleidigen zu lassen. Ein Kunde kann nur König sein, solange er sich wie ein König benimmt, und die haben, außer in totalitären Regimen, meistens ziemlich gute Manieren. Wenigstens in der Öffentlichkeit.

Städtische Angestellte mit Parteienverkehr aus einer auf Sozialhilfe angewiesenen Bevölkerungsgruppe haben es manchmal auch nicht leicht. Die Antragsteller machen sie für ablehnende Bescheide verantwortlich, anstatt zu erkennen, dass es die Gesetzeslage ist, die ihnen keinen Spielraum lässt. Der Moment, in dem Angestellte persönlich für die Entscheidungen einer Behörde haftbar gemacht werden, ruft nach einer klaren Ansage. Selbst wenn wir berücksichtigen, dass viele Menschen bei einem behördlichen Termin aufgeregt und oft auch aufgebracht sind, geht es bei dem Versuch, Angestellte einzuschüchtern, um Macht:

Die Mitarbeiterin des Jugendamts erklärt: »Herr Berghoff, Sie sind verpflichtet, der Mutter Ihres Sohnes monatlich Unterhalt zu zahlen.«

»Das sehe ich aber ganz anders!«, braust Herr Berghoff auf. »Woher weiß ich, mit wem die Schlampe rumgebumst hat.«

»Herr Berghoff, jetzt bleiben Sie mal sachlich.«

»Ist mir vollkommen klar, dass ihr Weiber alle zusammenhaltet. Ihr meint wohl, ihr könnt uns Männer ausnehmen. Ich jedenfalls sehe es nicht ein, bei Ihnen hier was zu unterschreiben, da können Sie mir den Kuli noch so lange hinhalten. Sie können mich am Arsch lecken. Und wenn Sie auch nur ansatzweise glauben, dass ich für die Schlampe irgendwas abdrücke, dann werden Sie schon sehen, was Sie davon haben. Da sieht man sich mal ganz schnell wieder. Nach Dienstende nämlich.«

Die Mitarbeiterin blickt den Mann vor ihrem Schreibtisch entschlossen an. Auch ihre Stimme klingt entschlossen: »Herr Berghoff, verlassen Sie sofort mein Büro, so kommen wir zu keiner gemeinsamen Lösung. Sollten Sie mir jemals irgendwas antun, werde ich nicht zögern, die Polizei hinzuzuziehen. Über dieses Gespräch verfasse ich einen Aktenvermerk. Gehen Sie jetzt. Wenn Sie sich beruhigt und über die Sache nachgedacht haben, können Sie wieder vorsprechen.«

Auch im Nebenzimmer sitzt ein charmanter Antragsteller: »Weißt du, will ich Kinderzimmer neu machen. Gibst du Geld.«

»Herr Gögetap, so geht das nicht. Sie können nicht jedes Jahr Geld für ein neues Kinderzimmer beantragen.«

»Weil ich Ausländer bin, oder was? Glaubst du, ich bin scheiße Ausländer?«

»Natürlich nicht. Aber eine solche Zuwendung bekommt niemand, Herr Gögetap.«

»Dann gibst du mir. Ihr Deutsche kriegt alles. Scheiße Deutscheland. Arbeite ganze Tag. Nix bekomme Geld. Gibst du mir. Sonst weiß ich, wo dein Haus wohnt.«

»Verlassen Sie mein Büro. Sie kriegen kein Geld für Ihr Kinderzimmer.«

Herr Gögetap schnappt sich die Schere vom Tisch. »Gibst du mir Geld ...«

»Verlassen Sie sofort mein Büro. Sonst rufe ich die Polizei.«

Herr Gögetap wirft die Schere auf den Tisch und verlässt das Zimmer fluchend. »Scheißedeutscheland.«

Ein Scheißejob für die Angestellten? Ich meine: nein – wenn es gelingt, die Situationen rechtzeitig zu deeskalieren. Das ist aber eine echte Herausforderung. Die Deeskalation findet im Übrigen nicht allein durch sprachliche Abgrenzung statt, sondern auch auf nonverbaler Ebene mit einem selbstbewussten Auftreten. Ich möchte so weit gehen zu behaupten, dass ein selbstbewusstes Auftreten die meisten Ausraster der Kundschaft von vornherein unterbindet. Weil sie spüren: So komme ich da nicht weiter. Also lassen sie es bleiben.

Auf den nächsten Seiten fasse ich die wichtigsten Punkte zusammen, damit Sie Ihre Muskeln trainieren und zu einem erfolgreichen Spielverderber in der Würstchenbranche werden.

Selbstbewusstsein ohne Wunderpillen

Körpersprache ist ein faszinierendes Thema. Wir nehmen sie unbewusst wahr und reagieren sofort darauf. Wenn Sie eine bildhafte Anleitung suchen, empfehle ich Ihnen die Bücher von Sammy Molcho. Wer Selbstsicherheit ausstrahlt, hat in vielen Situationen schon gewonnen, ohne überhaupt ein Wort gesagt zu haben. Bei jeder Begegnung mit einem Menschen überprüfen wir – bewusst oder unbewusst – seinen Rang, seinen Status, seine »Stärke« und ordnen, ihn oder sie über, unter uns oder gleichwertig ein. Sobald jemand selbstbewusst auftritt, halten wir ihn für selbstbewusst. Fester Stand, aufrechte Haltung, sicherer Blick. Die Chancen stehen gut, dass dieser Mensch seine Vorhaben in die Tat umsetzt.

Selbstbewusstsein basiert auf keiner genetischen Veranlagung oder erzielt man mit Hilfe von Wunderpillen – es kann durch Training erworben werden. Für die einen mag es von Vorteil sein, dass es dabei nicht so sehr auf Wortgewandtheit ankommt, andere werden es bedauern. Untersuchungen zeigen, dass äußere Anmutung, Körpersprache und Stimme 93 Prozent der Wirkung einer Person ausmachen. Da kann einer den letzten Schrott labern – wenn er ihn gekonnt verkauft, also selbstbewusst auftritt, seine Stimme und Körpersprache einzusetzen weiß, wird er trotzdem überzeugen. Was jemand inhaltlich sagt, hat nur zu sieben Prozent Bedeutung. Schlimm? In unserem Fall nicht, weil sich Täter naturgemäß wenig für Inhalte interessieren. Erinnern Sie sich nur daran, dass Sie mit einem Täter kein gleichberechtigtes Gespräch führen können. Es ist Zeitverschwendung, darauf zu warten, dass er Ihre Motive irgendwann versteht oder gar einsieht, dass er einen Fehler gemacht hat. Das interessiert den nicht!

Mit einem scharf eingestellten Gefahrenradar erkennen Sie gefährliche Situationen sehr schnell und reagieren auch mit Ihrer Körperhaltung adäquat. Wenn Sie sitzen und der Aggressor steht, stehen Sie ebenfalls auf. Immer auf Augenhöhe achten. Und wenden Sie einem aggressiven Zeitgenossen niemals den Rücken zu! Ja, das wäre manchmal verlockend, aber es muss nicht unbedingt so ankommen, wie man es gern hätte: Du bist mir so egal, dass ich mich gar nicht um dich kümmere und das auch nicht nötig habe. Der andere kann sich nämlich plötzlich sehr intensiv um uns kümmern – und das kann wehtun.

Grenzen setzen mit der Stimme

Wenn Sie die Stimme einsetzen und das mit einer starken Körperhaltung bekräftigen, wird der Täter höchstwahrscheinlich von Ihnen ablassen. Das heißt: Mit Ihrer Stimme verhindern Sie Schlimmeres! Ihre Stimme stellt die Grenzen wieder her und sichert sie. Denn der Täter muss davon ausgehen, dass die Stimme erst der Anfang war. Oh Mist, das war ein Fehlgriff, wenn die jetzt schon so laut wird, was kommt dann noch? Womöglich macht die Frau Taekwondo und schlägt mich zusammen.

Leider ist eine kräftige Stimme nicht jedem gegeben. Aber wir können sie erlernen, im Eigenversuch oder im Atemtraining unter professioneller Anleitung. Also trauen Sie sich!

Lassen Sie mich in Ruhe!
Fassen Sie mich nicht an!
Nehmen Sie die Hände von meinen Oberschenkeln!
Nehmen Sie die Hand von meiner Tasche, sonst schreie ich!
Verlassen Sie den Raum, sonst rufe ich die Polizei!

Mit Ihrer unmissverständlichen Ansage zerren Sie den Täter auf eine öffentliche Bühne, wo er ja partout nicht hin will. Der Täter hat Sie ausgesucht, weil er glaubte, Sie würden still und leise alles mitmachen. Sie würden sich schämen, die Aufmerksamkeit anderer zu erregen. Sie würden eine ganz Brave sein. Nun erkennt er, dass er einen verhängnisvollen Fehler begangen hat.

Formulieren Sie Ihre klare Ansage in der Höflichkeitsanrede: Sie. Duzen Sie den Täter nicht, damit die Umstehenden begreifen, dass Sie ihn nicht kennen:

Kein Bitte. Kein Danke. Kein »Würden Sie …« und kein »Es wäre nett, wenn …« Wieso auch? Der andere hat Ihre Grenze, hat alle Grenzen der Höflichkeit überschritten.

Kein Bitte und Danke bedeutet nicht, dass Sie einen Täter beschimpfen sollen. Auch wenn Sie ihn siezen, würden Sie ihn mit Beleidigungen provozieren: Sie Zipfelklatscher. Sie Blödbommel. Sie Arschkrapfen. Sie Gesichtsbaustelle. Zudem besteht die Gefahr, dass Sie ins Du abrutschen. Wer siezt schon beim Fluchen? Aber sobald Sie den Täter duzen, signalisieren Sie ja

Ihrer Umgebung: Das ist eine private Angelegenheit – und verhindern Hilfe von außen.

Wenn Sie nun meinen, dass ich viel zu oft Partei gegen Würstchen ergreife, bedenken Sie: In einer Gefahrensituation machen auch Sie sich keine Gedanken über die Motive eines Täters, der Macht, Kontrolle und Dominanz über Sie ausüben will. Stattdessen bringen Sie sich in Sicherheit. Es sollte Sie alarmieren, wenn Sie auf die Idee kommen, einen Würstchenschutzverein zu gründen! Dann wären Sie tief verstrickt in Täter-Opfer-Spiele, die eine bedrohliche Situation in die Eskalation treiben können.

Zeit für eine weitere Mutprobe! Ich möchte, dass Sie Ihre laute Stimme in der Öffentlichkeit ausprobieren und erleben, dass es danach zu keinem Erdbeben kommt, es wird nichts geschehen, außer dass man Sie anschauen wird. Denn Sie tun etwas, was man nicht tut. Man ist immer schön leise und unauffällig. Bloß keine Aufmerksamkeit erregen. Doch. Genau das machen Sie jetzt:

Gehen Sie mit einem eingeweihten Freund durch ein U-Bahn-Untergeschoss oder über einen belebten Platz. Dann schreien Sie diesen Freund an: »Jetzt reicht's mir aber!« Schimpfen Sie mit ihm. Laut. Lernen Sie, dass Sie in der Öffentlichkeit laut werden *können*. Danach tauschen Sie die Rollen. Sollten Sie Mann und Frau sein, empfiehlt es sich, dass der Mann die Frau nicht zu derb beschimpft, jemand könnte ihr helfen wollen. Ja, das gibt es wirklich, Menschen, die aufpassen, was um sie herum vorgeht, und dann auch einschreiten. Signalisieren Sie Ihrer Umwelt, wenn etwas nicht in Ordnung ist. Verlieren Sie die Scheu davor, in der Öffentlichkeit aufzufallen. Nutzen Sie es stattdessen als Waffe, die in einer wirklich bedrohlichen Situation einen Täter in die Flucht schlägt.

Verinnerlichen Sie: Die meisten unangenehmen, auch die meisten gefährlichen Situationen, in die wir geraten können, sind verbal zu klären. Das muss man aber geübt haben. Es theoretisch zu wissen, hilft noch nicht. Also trauen Sie sich und machen Sie den Praxistest. Bei Gefallen spricht nichts dagegen, ihn zu wiederholen!

Ihre Stimme ist die beste Waffe.

Nicht jeder Mensch kann seine Stimme einsetzen, auch wenn er es möchte. Manche Menschen können einfach nicht laut werden. Andere können vor Schreck nicht sprechen. Sie brauchen einen mobilen Stimmersatz.

Trillerpfeife und Schrillalarm

Stellen Sie sich vor: Ein Aggressor belästigt Sie, Sie zücken Ihre Trillerpfeife und lehren ihn das Fürchten. Einen Moment lang starrt der Angreifer Sie fassungslos an, völlig aus dem Konzept gebracht. Es ist äußerst unwahrscheinlich, dass ein Täter seinem trillernden Nicht-mehr-Opfer die Pfeife von den Lippen reißt.

So können Sie ihn stehen lassen, wenn er nicht von selbst das Weite sucht. Das schrille Trillern hat die Aufmerksamkeit vieler anderer Menschen geweckt, womöglich ist noch ein Polizist in Zivil dabei.

»Ist alles in Ordnung?«, werden Sie vielleicht von aufmerksamen Passanten gefragt. Vielleicht sagt aber auch jemand kopfschüttelnd: »Die spinnt doch.« Und meint Sie damit. Das können Sie getrost ignorieren. Sie haben es richtig gemacht – und sollten den Vorfall nun bei der Polizei anzeigen.

Die Trillerpfeife ist eine prima Alternative zur Stimme – wenn Sie sie griffbereit dabeihaben. Sie irgendwo in den vielen Fächern einer Handtasche zu verstauen – wo ist sie bloß? –, bringt nichts. Die Trillerpfeife am griffbereiten Schlüsselbund wäre eine bessere Lösung. Oder an einer Schnur um den Hals, einem Lederband, einem Goldkettchen.

Noch unangenehmer als die Trillerpfeife klingt der Schrillalarm. Sie können das kleine Gerät im Elektronikmarkt kaufen. Sobald Sie den Sicherungsstift ziehen, ertönt ein penetranter Laut, und zwar so lange, bis Sie den Stift wieder zurückstecken. Es ist kaum damit zu rechnen, dass ein Täter Ihnen den Schrillalarm abnimmt und daran herumfummelt, um den Mechanismus zu begreifen oder gar nach der Bedienungsanleitung fragt. Außerdem stehen Sie und der Täter durch den unüberhörbaren Schrillalarm im Zentrum des Interesses einer aufmerksamen Öffentlichkeit. Der Täter sucht das Weite, oft mit einer Beleidigung auf den Lippen, weil Sie ihm alles vergällt haben.

Was für die Trillerpfeife gilt, trifft auch für den Schrillalarm zu: Sie müssen ihn parat haben. Der Täter wird nicht geduldig warten, wenn Sie ankündigen: »Moment, ich habe da noch etwas für Sie vorbereitet« und dann in Ihrer Handtasche herumwühlen.

Hilfe holen

Und wenn es trotz aller Abwehrmaßnahmen ernst wird – auch das kommt leider vor, wenn auch sehr selten –, haben Sie womöglich Glück und jemand erkennt Ihre Notlage und eilt Ihnen zur Hilfe (was Helfer beachten müssen, um nicht selbst in den Fokus des Täters zu geraten, dazu gleich mehr). Sie können aber genauso gut das Pech haben, dass niemand Ihre Notlage bemerkt oder bemerken möchte. Dann müssen Sie andere darauf aufmerksam machen. Sie müssen sich selbst helfen, indem Sie konkret Hilfe anfordern.

Schauen Sie die Person an, die Ihnen helfen soll, sagen Sie: »Sie mit der Brille … Sie mit dem roten Schal … Sie mit der weißen Bluse … Ich brauche Ihre Hilfe!« Noch besser ist es, Sie geben der Person zu verstehen, was genau sie tun soll. Bedenken Sie, dass dieser Mensch, auch wenn es ihm auf den ersten Blick vielleicht nicht anzusehen ist, eventuell genauso unter Druck steht wie Sie. Aber im Gegensatz zu ihm haben Sie dieses Buch gelesen und wissen, wie Sie ihn aktivieren können. Sie sind handlungsfähig, wenn auch durch die Umstände im Moment nur dergestalt, dass Sie andere zur Hilfe animieren können, am besten mit einer Anweisung:

Rufen Sie die Polizei.
Drücken Sie den Notrufknopf.
Sagen Sie dem Busfahrer Bescheid, was hier passiert.
Verständigen Sie die Bahnwache.

Es ist mir kein einziger Fall bekannt, in dem ein deutlich um Hilfe Gebetener nicht reagiert hätte. Im Regelfall machen die Menschen das, was man ihnen aufträgt. Meist genügt eine solche Ansage, um den Täter zur Besinnung zu bringen. Mist, das Opfer ist ja gar kein Opfer. Das wehrt sich. Das zieht sogar andere mit rein. Das macht Probleme. Jetzt ist der Täter nicht mehr allein mit seinem Opfer. Andere mischen sich ein. Das Böse in Gestalt der Polizei oder anderer Autoritäten wird alarmiert. Lauf!

Genau aus diesem Grund ist es so wichtig, immer mal wieder einen Blick in die Runde zu werfen: Wer ist überhaupt da? Wer sitzt um mich herum? Sollten Sie wirklich Hilfe benötigen, dann haben Sie im Vorfeld bereits mögliche Verbündete auserkoren. Und abgesehen vom Sicherheitsfaktor: Es ist auch eine schöne

Geste, andere nicht zu ignorieren. Man sitzt im übertragenen Sinn ja in einem Boot, hier in einer Bahn.

Was aber, wenn niemand da ist? Ich habe es selbst einmal erlebt:

Der Abend war schön und länger als geplant, sodass ich es gerade noch zur letzten Bahn schaffe. Weil ich beschwingt bin und der Weg an meiner Haltestelle vom letzten Zugwaggon aus zum Park-and-Ride kürzer ist, steige ich hinten ein, wider besseren Wissens. Würde ich das vordere Abteil wählen, könnte ich in einer Notsituation an die Scheibe klopfen, die das Führerhäuschen vom Zug trennt, und mich bemerkbar machen. Aber das glaube ich nicht nötig zu haben. Die Bediensteten der öffentlichen Verkehrsmittel dürfen ein Klopfen an die Scheibe übrigens nicht ignorieren: Sie sind verpflichtet, in einer Notsituation zu helfen, weil sie, so der offizielle Begriff, die Garantenstellung innehaben.

Obwohl ich allein im letzten Waggon bin, bleibe ich aufmerksam und setze mich nicht ans Fenster, wähle einen Gangplatz. An der nächsten Station steigt keine rothaarige Frau zu, sondern ein Mann Mitte zwanzig. Mit dem, das sehe ich sofort, ist nicht gut Kirschen essen. Er setzt sich mir gegenüber. Starrt mich an. Starrt meine Laptoptasche an. Äußert schließlich sein Begehren: »Was ist denn da drin in der Tasche?«

»Lassen Sie mich in Ruhe!«, sage ich mit lauter, kräftiger Stimme.

Doch mit diesem Zeitgenossen ist überhaupt kein Obst gut zu essen. Er stiert mich weiter an und wird ausfallend. »Wieso sagst du mir nicht, was in der Tasche ist, du Spießer? Da werde ich aber jetzt neugierig. Los, mach sie auf! Na, wird's bald. Oder muss ich selber nachschauen?«

Ich bin allein in der Bahn, ganz hinten, weit weg vom Fahrer. Ich bin unbewaffnet, habe keine Trillerpfeife und keinen Schrill-

alarm bei mir. Ich überlege, ob ich mit meinem Testament einverstanden bin? Wo liegt das überhaupt?

Angst dürfen Sie haben. Mut sollen Sie zeigen.

Nein, ich bin nicht allein. Der Zugführer oder die Zugführerin
ist bei mir. Wenn auch nur über Lautsprecher. Ich muss den roten Knopf drücken, um mich bemerkbar zu machen!

Notruf und Notbremse

Der Notrufknopf befindet sich an jeder U- und S-Bahn-Tür. Da
ich meine Umgebung aufmerksam beobachte, weiß ich, wo in
meiner Nähe Notrufknopf und Notbremse sind. Weil ich am
Gang sitze und ein Spielverderber bin, stehe ich entschlossen
und selbstbewusst auf. Ich schleiche nicht und zögere nicht,
meine Körperhaltung ist aufrecht. Was den Täter überrascht.
Ohne aufgehalten zu werden, erreiche ich den Notrufknopf und
drücke ihn. Sofort erklingt die Stimme des Fahrers.
    »Was ist los?«
    Jetzt darf ich keinen Fehler machen. Wenn ich sage: »Da
hockt so ein komischer Typ, mit dem ist bestimmt nicht gut Kirschen essen«, wird der Fahrer den Ernst der Lage nicht erkennen
und mich auffordern: »Melden Sie sich noch mal, wenn er was
getan hat.« Aber das hat er ja schon. Er bedroht mich, er macht
mir Angst, er hat mich beschimpft, will mich womöglich berau-
ben und fummelt provozierend in seiner Jackentasche herum.
Was ist da drin? Ein Messer?
    Also sage ich genau das. Ich könnte dem Fahrer ebenso gut

mitteilen: »Der bespuckt mich, der grapscht mich an, der ver-
kratzt die Scheiben, der belästigt mich, der brüllt hier rum.«
Was er eben so anstellt. Mit hoher Wahrscheinlichkeit wird das
auch alles auf einer der Überwachungskameras aufgezeichnet,
doch der Fahrer schaut während der Fahrt nach vorne, nicht auf
die Monitore.

Er informiert nun die Leitstelle über den Notruf, und diese
gibt ihn weiter an die entsprechende Stelle. Feuerwehr, Polizei,
Rettungsdienst, was gebraucht wird. In meinem Fall die Polizei.
Sie wird den Täter am nächsten Bahnhof erwarten. Ohne roten Teppich. Was wiederum der Täter weiß, weshalb er schneller sein will als das Empfangskomitee und alles dransetzen wird,
zu entkommen. Darüber hat er mich und meine Laptoptasche
längst vergessen. Jetzt geht es nur noch um ihn und seine Sicherheit. Und Ihnen sollte es allein um Ihre Sicherheit gehen. Bitte
keinen falschen Ehrgeiz. Niemand erwartet von Ihnen, dass Sie
den Täter als Präsent verschnürt der Polizei übergeben. Es wird
niemand einen Beweis von Ihnen verlangen, dass sich alles wirklich so zugetragen hat. Der Beweis befindet sich auf der Überwachungskamera. Sie müssen den Täter nicht an der Flucht hindern, um zu belegen, dass er Sie belästigt hat. Wir glauben Ihnen
auch so!

Taubstummen Menschen hilft der Notruf nichts. Sie können die Notbremse betätigen. Um dies zu tun, brauchen Sie allerdings nicht taubstumm zu sein. Notruf und Notbremse sind
gleichwertig. Wenn Sie sprechen können, aber aus irgend welchen Gründen lieber die Notbremse ziehen oder das aus Versehen tun: Das ist in Ordnung.

Die Notbremse befindet sich ebenfalls an der Tür. Wenn Sie
diese ziehen, während ein Zug durch den Tunnel fährt, wird
nichts passieren. Im Tunnel wird der Zug nicht stehen bleiben;
damit wäre keinem geholfen. Wie sollen Sie sich auch im Tunnel
in Sicherheit bringen? Da ist kein Fluchtweg, und Retter kön-

nen nicht in den Zug hinein. Auf freier Strecke würde der Zug halten, unterirdisch fährt er weiter bis in den nächsten Bahnhof. Dort gehen alle Türen auf. Der Zug kann erst weiter, wenn der Fahrer den Notbremshebel manuell wieder eingerastet hat.

Diese Zeit wird der Täter nutzen. Er wird es ohnehin eilig haben, da die Leitstelle längst über die Notbremsung Bescheid weiß und die Polizei verständigt hat, die den Verursacher, also den Täter und nicht den Bremser, gern persönlich kennenlernen möchte. Sollte noch niemand am Bahnhof sein, der Hilfe leistet: Auch am Bahnsteig befinden sich Notrufknöpfe. Wenn Sie nicht wissen, wo, dann schauen Sie sich das bitte einmal an. Die Notrufknöpfe sichern den Bahnsteig zusätzlich. Ich finde, ein Bahnsteig ist ein ziemlich gefahrloser Ort. Er steht zu Unrecht bei vielen Menschen in Verruf, für sie ist er gleichbedeutend mit einem Albtraum.

Abgesehen von diesen Notrufknöpfen haben wir heute alle unseren Notrufknopf dabei. Es ist das Handy. Zögern Sie nicht, mit ihm Hilfe zu holen. Verinnerlichen Sie, dass Sie mit Ihrem Handy nicht nur mit Freunden telefonieren und simsen und verschiedenste Dienste abrufen können. Sie haben auch einen heißen Draht zur Polizei: 110. Und zur Feuerwehr und zum Rettungsdienst: 112. Wenn Sie das verwechseln, ist das egal, die Leitstelle regelt das. Sagen Sie Ihren Namen, wo Sie sich befinden, was geschehen ist oder was Sie befürchten, dass gleich geschehen wird, und welche Hilfe Sie brauchen. Wenn Sie vom Festnetz anrufen, kennen wir die Nummer, auch wenn Sie eine Rufnummernunterdrückung einprogrammiert haben. Das ist besonders wichtig für Schlaganfallpatienten, die nicht mehr sprechen können. Wir kommen trotzdem – beziehungsweise die Kollegen von der Rettung. Keine Angst, wenn Sie uns Ihren Namen sagen: Den posaunen wir am Einsatzort nicht herum. Wir können sehr diskret sein.

Am Bahnsteig gibt es außer dem Notrufknopf einen Nothalt. Wenn man ihn zieht, kann kein Zug in den Bahnhof einfahren – eine lebensrettende Maßnahme, sobald jemand auf die Gleise gefallen ist. Vor einigen Jahren geschah in Nürnberg ein schreckliches Unglück, das nicht passiert wäre, wenn einer der Fahrgäste gewusst hätte, wie der Nothalt funktioniert: Es war Fasching und ein Mann hatte offenbar zu viel getrunken und war ins Gleisbett gefallen. Drei Fahrgäste beobachteten das. Die Überwachungskameras zeigten später, dass sie acht Minuten lang erfolglos versuchten, den Mann auf den Bahnsteig zu ziehen. Acht Minuten! In denen hätten sie hundertmal den Nothalt ziehen und über den Notruf Hilfe holen können. Sie wussten nicht, dass es das gibt, und waren – selbst alkoholisiert – völlig kopflos. Das kostete den Mann auf den Gleisen beide Beine, als die Bahn einfuhr. Der Nothalt hätte den Zug vor der Einfahrt gestoppt.

Sobald der Nothalt an einem Bahnsteig gezogen wird, zoomt der diensthabende Mitarbeiter der Monitorüberwachung das Bild über diese Situation groß und leitet die entsprechenden Hilfsmaßnahmen in die Wege. Bei einer Rauferei wird die Polizei verständigt, wenn es raucht, die Feuerwehr und bei einem Verunfallten im Gleisbett kommen beide plus Notarzt.

Manchmal werden Fahrgäste von einer sich schließenden Tür eingeklemmt. Passanten versuchen dann, den Fahrer zu verständigen, schreien: »Halt! Halt!« Doch der Fahrer kann sie nicht hören. Deshalb auch hier: Nothalt ziehen, damit der Zug blockiert ist und sich nicht von der Stelle bewegt. Der Nothalt funktioniert so lange, bis der letzte Waggon den Bahnhof verlassen hat. Wenn kein Zug am Bahnsteig steht, ist er außer Betrieb, denn dann gibt es ja nichts zu bremsen.

Wenn normale Kommunikation nicht mehr weiterhilft: Gewaltanwendung

Um sich im Ernstfall körperlich erfolgreich verteidigen zu können, muss man jahrelang trainieren – und dann weiß man immer noch nicht, ob das, was man im Training in der Turnhalle gelernt hat, auch auf der Straße funktioniert. Aber wer in der Turnhalle einen anderen einmal grob anrempelt, hat keine Scheu vor Körperkontakt mit Fremden und kann die eigene Kraft besser einschätzen.

Jetzt sind wir im Ernstfall, der sehr, sehr selten eintritt, weil alle bis hierhin beschriebenen Maßnahmen überaus wirkungsvoll sind. Aber eben nicht immer. Und wenn alles andere nicht geholfen hat, bleibt nur noch die körperliche Gewalt, mit der man sich wehren muss, wenn man angegriffen wird: Jemand schubst, schlägt, packt uns, reißt uns zu Boden, fingert an den Klamotten herum. Hier helfen keine Wörter mehr. Jetzt geht es darum, dem Täter mit körperlicher Gegenwehr zu zeigen: Du hast meine Grenzen überschritten. Hier sollten Sie nicht zimperlich sein. Tun Sie, was möglich ist: Treten, Schlagen, Beißen, Kratzen, Schreien, Stoßen, Hauen. Alles! Überallhin, wo Sie treffen können. Mit voller Wucht. Oder reißen Sie den Täter mit sich zu Boden. Damit rechnet er bestimmt nicht – das ist Ihre Chance raus aus der Bedrängnis. Sie müssen den Täter so stark verunsichern, aus dem Gleichgewicht bringen, irritieren, überraschen, ihm Schmerzen zufügen, dass er abläßt und Sie weglaufen und sich in Sicherheit bringen können. Das ist Ihr Ziel. Ihn bewegungsunfähig machen, damit Sie wegkommen. Anregungen dazu, wie das geht, lernen Sie schon in einem Wochenendworkshop zur Selbstverteidigung. Auch wenn Sie den Täter nicht unschädlich machen: Sie bringen ihn aus dem Konzept. Ihr Ziel sollte es niemals sein, den Angreifer k. o. zu schlagen. Alles, was Sie tun sollen, ist es, sich in Sicherheit zu bringen. Trauen Sie sich das zu – es funktioniert. Nachfolgend einige Beispiele aus dem Polizeialltag:

Der Angreifer springt die Frau von hinten an, als sie die Haustür aufsperren möchte. Er rechnet nicht mit Gegenwehr. Er glaubt, die Überraschung sei auf seiner Seite – und erlebt selbst eine Überraschung, als die Frau schreit und um sich schlägt und tritt. Er ergreift die Flucht.

Plötzlich legt sich eine grobe Hand über den Mund einer Frau. Sie hat den Mann nicht gesehen, der sich in einem Hauseingang versteckt hielt. Als Erstes beißt sie ihm in die Finger, als Nächstes fängt sie an, sie weiß nicht warum, kann es auch später nicht erklären, hysterisch zu lachen. Der Mann läuft weg.

In dem Moment, wo Sie den Täter aus dem Konzept bringen, setzen Sie ihn unter Druck und Stress. Vielleicht bleibt er nun in seiner gedanklichen Warteschleife hängen. Nutzen Sie diese Pause: Bringen Sie sich in Sicherheit.

Wir kennen übrigens Fälle, da liefen Geschädigte und Täter voreinander weg. So sehen Erfolgsgeschichten aus!

Und wenn das Kratzen und Treten und Beißen nicht hilft? Dann fassen Sie sich ein Herz und schlagen gezielt zu. Ich rate Ihnen zum Handballenschlag ins Gesicht des Angreifers. Auch den können Sie an einem Wochenende in einem Selbstverteidigungskurs üben. Dieser Schlag hat mehrere Vorteile: Erstens ist das Verletzungsrisiko für Sie selbst relativ gering. Würden Sie mit der Faust zuschlagen, bestünde die Gefahr, dass Sie sich am Handgelenk verletzen, wenn Sie es instabil halten. Zweitens ist das Gesicht ein sehr sensibler Bereich. Alles, was hierhin zielt, führt zu einer Ausweichbewegung. Der Angreifer wird zurückweichen, wenn Sie gut getroffen haben, taumelnd. Das gibt Ihnen die Möglichkeit, sich in Sicherheit zu bringen. Drittens ist das Gesicht sehr schmerzempfindlich. Die Nase bricht leicht, und selbst wenn Sie keine Nase treffen, auch ein Schlag auf die Wangen, Augen, Augenbrauen, Schläfen oder die Stirn zeigt mehr Wirkung als Schläge gegen den Oberkörper. Aber bitte vergessen Sie nicht: Flucht ist Ihr Ziel. Sollten Sie den Angreifer zu Boden schmettern, bleiben Sie nicht stehen. Staunen Sie nicht über Ihre Durchschlagskraft. War ich das? Nehmen Sie die Beine in die Hand und holen Sie sich Hilfe!

Aber darf ich das denn? Einen anderen Menschen schlagen? Ja, Sie dürfen das, auch vom Gesetzgeber her. Am Ende des Buchs erkläre ich den Notwehr-Paragrafen. Sie verteidigen Ihre körperliche Unversehrtheit, Sexualität, Integrität. Manchmal geht es nicht anders als mit Gewalt. Die beginnt jedoch nicht in der Faust oder im Handballen, sondern im Kopf. Hier, in Ihrer Schaltzentrale, bündeln Sie Ihre Kraft. Hier ballt sich Ihre Entschlossenheit. Und so schlagen Sie zu. Mit dem Schwung Ihres ganzen Körpergewichts. Und dann nichts wie weg.

Vergessen Sie nie: Wer kämpft, kann gewinnen. Wer nicht kämpft, hat von vornherein verloren.

Und wenn Sie nicht kämpfen? Dann hat niemand ein Recht, Ihnen das vorzuwerfen. Eine Extremsituation heißt nicht umsonst so. Wir wissen immer erst danach, wie wir uns verhalten haben. Selbst erfahrene Kampfsportler verfallen in einer Extremsituation in Schockstarre, obwohl sie sich wehren könnten. In diesem Moment konnten sie es nicht.

Und wenn man kämpft, dann lieber bewaffnet? Eine Waffenempfehlung kann ich Ihnen nicht geben, denn jede Waffe, die Sie mit sich herumtragen, kann vom Angreifer auch gegen Sie verwendet werden. Frei erhältlich sind: Taschenmesser, Tränengas, Schreckschusspistole, Pfefferspray. Letzteres erfreut sich zunehmender Beliebtheit, obwohl es mit Vorsicht zu genießen ist. Erstens müssen Sie es griffbereit haben. Zweitens kann der Täter es Ihnen entwenden. Drittens: Haben Sie in der Gefahrensituation Zeit und Nerven, auf die Windrichtung zu achten? Das Pfefferspray wirkt nämlich nicht nur auf die Schleimhaut des Täters, sondern auch auf Ihre eigene, bis zu fünfundvierzig Minuten lang. Rachen- und Nasenschleimhäute schwellen an, es kommt zu erheblichem Tränenfluss, Sie sehen nichts mehr, müssen vielleicht husten, bekommen Atemnot. Kurz: Der Schuss kann nach hinten losgehen. Wenn Sie sich überhaupt trauen, ihn abzufeuern, denn Sie müssen dem anderen ja ins Gesicht sprühen. Diese Hemmschwelle ist für viele Menschen zu hoch. Gefährlich ist auch, dass der Täter erkennt, was Sie beabsichtigen. Und um Ihr Vorhaben in die Tat umzusetzen, müssen Sie ihm recht nah kommen, zirka fünfzig Zentimeter, was eigentlich viel zu nah ist, wo Sie doch nur eins wollen: weg! Und natürlich registriert der Täter, wenn Sie in der Handhabung des Pfeffersprays unsicher sind. Für Unsicherheiten ist der Täter Spezialist, er nutzt sie gnadenlos aus.

Es gibt Waffen, die sind auf den ersten Blick nicht als solche zu identifizieren, zum Beispiel ein Schlüsselbund. Nehmen Sie ihn in die Hand, ballen Sie eine Faust und stecken Sie einzelne oder nur einen Schlüssel zwischen die Finger, sodass sie wie Stacheln herausstehen. Vorteil: Einen Schlüssel haben Sie wahrscheinlich immer dabei. Sie sind bewaffnet, ohne dass der Täter es erkennt. Ein Regenschirm lässt sich zum Schlagstock umfunktionieren, und schon so manche Frau hat einem potenziellen Dieb ihre Handtasche um die Ohren geschlagen. Leser können ihre Tageszeitung zusammenrollen. Vorteil: Man hält sich den Täter auf Abstand mit dieser meist großformatigen Lektüre. Auch Stöckelschuhe eignen sich als Waffen, was bei der späteren Heldinnensage allerdings für Irritationen sorgen kann: »Ich habe den Täter mit meinen Schuhen in die Flucht geschlagen.«

Dein Freund und Helfer

Auch die Statistik zeigt, dass sich Zivilcourage lohnt, weil die Angriffe der Aggressoren eben nicht, wie so oft im Fernsehen, tödlich enden, sobald sie auf Gegenwehr stoßen. In Deutschland sieht es folgendermaßen aus: Von rund 81,8 Millionen Einwohnern wurden im Jahr 2012 520005 Opfer von Körperverletzungen, 8031 von Vergewaltigungen und sexueller Nötigung. In Bayern wurden bei 150 Raubhandlungen mit Schusswaffe nur siebenmal geschossen! In ganz Deutschland liegt die Aufklärungsquote bei Beleidigungen bei 90,2 Prozent, bei leichten Körperverletzungen bei 90,6 Prozent, bei Vergewaltigungen bei 80,7 Prozent. 2012 wurden in Deutschland 5,9 Millionen Straftaten begangen. Indem Sie mit uns zusammenarbeiten und Grenzverletzungen und andere Delikte anzeigen, statt sie für sich allein zu verarbeiten, helfen Sie uns, die Bilanz der Täter noch schlechter aussehen zu lassen! Halten Sie die Augen offen!

Da drückt sich vor dem Nachbarhaus seit einigen Tagen ein Mann herum und studiert auffällig die Klingelschilder, er scheint die Wohnung im ersten Stock zu beobachten. Sie haben ein ungutes Gefühl, wissen aber nicht, was Sie tun sollen. Ihn ansprechen? Und wenn das ein Einbrecher, ein Stalker ist? Sagen Sie uns Bescheid. Sie müssen sich nicht schämen. Sie teilen uns einfach eine Beobachtung mit, die Sie als aufmerksame Bürgerin oder als aufmerksamer Bürger gemacht haben.

Das Kind der Nachbarn weint und schreit sehr oft, aber manchmal schreit der Vater das Kind noch viel lauter an, und das klingt gar nicht gut. Sie bekommen Gänsehaut und Ihnen wird ganz übel dabei. Aber was sollen Sie tun? Klingeln? Man will doch keinen Ärger mit den Nachbarn! Sie haben dennoch ein sehr schlechtes Gefühl. Was glauben Sie, wie extrem Ihre Schuldgefühle Sie belasten würden, wenn wirklich einmal etwas

Entsetzliches passiert, wenn der Vater das schreiende Kind zu Tode schüttelt.

Menschen haben Angst, sich einzumischen. Sie wollen andere nicht denunzieren. Ich bin der Meinung, dass man mit einem geeichten Gefahrenradar herausbekommt, wo der rote Bereich beginnt, wo es gefährlich werden kann. Und wenn Sie sich täuschen? Dann lieber einmal zu viel als einmal zu wenig Zivilcourage.

Es gibt Leute, die glauben, die Polizei sei dermaßen überarbeitet, dass sie keine Zeit habe, sich um Kleinigkeiten zu kümmern. Oder jemand ist einmal an einen schlecht gelaunten Polizisten geraten. Wir alle haben mal gute und mal schlechte Tage. Aber es ist unsere Aufgabe, die Anzeigen der Bürger aufzunehmen und ihnen nachzugehen. Sie meiden doch auch keine Bäckerei, weil Sie denken: Die armen Bäcker dort drin sind seit drei Uhr morgens auf den Beinen, da will ich jetzt aber nicht stören, nur um ein paar Brezen zu kaufen.

Die 110 ist nicht nur eine Notrufnummer, sondern auch eine Servicenummer. In München gibt es eine ältere Dame, die täglich 110 anruft, weil sie nicht weiß, welcher Tag heute ist. Dabei muss sie doch die richtigen Tabletten einnehmen. Extra hat sie dafür eine längliche Schachtel mit kleinen Fächern, die von Montag bis Sonntag beschriftet sind. Aber welcher Tag ist nun heute? In der Leitstelle würde es sofort auffallen, wenn Frau Münchinger einmal nicht anruft.

»Grüß Gott, Frau Münchinger. Heute ist Dienstag. Da nehmen Sie die drei Tabletten, die in dem Fach liegen, wo Dienstag draufsteht.«

»Danke, Herr Wachtmeister.«

»Bitte, Frau Münchinger.« Das »bis Morgen« verkneift sich der diensthabende Kollege. Frau Münchinger ist nicht lästig. Frau Münchinger gehört einfach dazu, und ich finde das sehr schön. So stelle ich mir Polizeiarbeit im weitesten Sinne vor. Wir stehen den Menschen hilfreich zur Seite und machen schon mal das Unmögliche wahr: Wenn es sein muss, fahnden wir sogar nach einem Wochentag!

Erfolgreich wehren – die wichtigsten Tipps in Kürze, Teil 1

Sich selbst helfen

Phase 1: Warm-up
Gefahrenradar einschalten.
Aufmerksam und achtsam sein: Wo bin ich, wer ist noch da? Wie schätze ich die Situation ein?
Die eigene Position klarmachen: Aufrechte Haltung, anderen ein, zwei Sekunden in die Augen schauen (alternativ: Nasenwurzel). Ich bin stark.
Wenn das Gefahrenradar anschlägt: Ortswechsel.

Phase 2: Stimmung
Stimme, Trillerpfeife, Schrillalarm. Stellen Sie mit Ihrer Stimme Öffentlichkeit her. Ziehen Sie den Täter auf die Bühne. Siezen Sie ihn! Verzichten Sie auf Höflichkeitsformeln und Beschimpfungen.

Phase 3: Mitspielverderber
Holen Sie sich Hilfe. In öffentlichen Verkehrsmitteln durch Notrufknopf, Nothalt und Notbremse. Oder: Sprechen Sie andere persönlich an und sagen Sie ihnen, was sie tun sollen.

Phase 4: Weg!

Wenn Kommunikation nicht mehr funktioniert, wenn der Täter gewalttätig wird und Sie sich körperlich zur Wehr setzen müssen: Glauben Sie an sich! Geben Sie nicht auf! Selbstverteidigung beginnt im Kopf!

Schaffen Sie sich eine Gelegenheit, damit Sie weglaufen und/oder Hilfe holen können.

Stehen Sie fest auf beiden Beinen, schieben Sie Ihre Hand mit der Handinnenfläche am gestreckten Arm Richtung Täter, rufen Sie so laut und kräftig Sie können: »Stopp!«

Wenn der Täter näherkommt:
Stoßen Sie ihm Ihren Handballen ins Gesicht.
Stampfen Sie mit aller Kraft auf seinen Fußspann.
Treten Sie ihm gegen das Schienbein.
Wehren Sie sich mit allem, was Ihnen zur Verfügung steht.

Mutprobe
Würstchenlöscher

Manche Menschen wissen, wo sich Feuerlöscher befinden. Die sind rot und länglich und sehr wichtig, weil man mit ihnen Feuer löschen kann. Sollten ein paar Würstchen auf dem Grill explodieren, ist die Feuerwehr der falsche Ansprechpartner. Rufen Sie dann die Polizei. Damit das schnell klappt, auch wenn Sie kein Handy dabeihaben: Machen Sie es sich zur Gewohnheit, wo auch immer Sie sich befinden, die Nothilfeeinrichtungen zu verorten. Wo befinden sich Nothalt und Notrufknopf, wo ist die Notbremse? So geraten Sie nie in Not!

10   Die BKA-Formel

Oft erzählen mir Menschen, dass sie sich mittlerweile kaum mehr trauen, Fremde anzusprechen, aus Angst, diese könnten aggressiv reagieren, wenn sie gebeten werden, die Füße von einem Sitz zu nehmen, die Musik leiser zu stellen, nicht zu rauchen. »Da halte ich lieber den Mund, sonst werde ich womöglich zusammengeschlagen.«

Diese Erwartung entspricht nicht der Realität, die ich tagtäglich erlebe. Keineswegs möchte ich Sie ermutigen, bei einem hektisch piependen Gefahrenradar aktiv zu werden und die grölende Jungmännergruppe mit den Bierflaschen in der Hand darauf hinzuweisen, dass Alkoholtrinken im Münchner Verkehrsverbund verboten ist. Aber natürlich sollen Sie unhöflichen Menschen dabei helfen, die Regeln des Anstands zu wahren, die sie vielleicht nur aus Unaufmerksamkeit gebrochen haben. Oft entschuldigen sie sich sogar dafür, ihre Tasche auf den Nebensitz gestellt zu haben, drehen die Musik leiser, hören auf, ins Handy zu brüllen. Es ist ihnen peinlich, unangenehm aufgefallen zu sein. Sie gehören ja nicht zu denen, die es darauf anlegen aufzufallen, auch sind sie keine Würstchen, sondern häufig einfach junge Menschen im hormonellen Um- und Überschwang. Das ist ein Unterschied, den Sie deutlich am Pegelausschlag Ihres Gefahrenradars ablesen können.

Die Bahn war voll, als ich am Spätnachmittag nach Hause fuhr. In der Vierersitzgruppe neben mir unterhielten sich vier junge Frauen. Nein, sie unterhielten sich nicht, sie posaunten, von

Lachanfällen geschüttelt, die sexuellen Vorzüge ihrer jeweiligen Freunde heraus. Leider erfuhr ich nichts Neues. Ich bilde mich gern weiter und hätte sachdienlichen Informationen aufgeschlossen und interessiert gelauscht, aber bitte nicht so laut und nicht so plump und … nervig. Ich spürte, wie sich meine Wut im Bauch sammelte, erste Blasen warf, zu köcheln begann. Wut fährt meistens in die Stimmbänder. Ich atmete tief durch, bemühte mich um einen klaren Kopf und spielte meine Handlungsoptionen durch: Wenn ich jetzt zu den jungen Frauen sage, dass sie leiser sein sollen, werden sie darauf kaum eingehen, wie ich mir das wünsche. »Oh Entschuldigung, dass wir Sie gestört haben.« Sie werden nicht so reagieren, weil ich selbst es schon nicht schaffen werde, meine Bitte in einem normalen Ton vorzubringen. Ein gewisser Unterton würde mitschwingen, Resultat des Köchelns. Den könnte ich nicht verbergen, genau auf den würden sie aber reagieren. Ich würde mir wahrscheinlich anhören müssen, dass ich ja nur neidisch wäre, verklemmt, spießig und so weiter. Auch wenn es mir egal war, was die jungen Damen von mir hielten, war das keine Lösung, denn ich wollte Ruhe zum Lesen. Wie immer in solchen Situationen rief ich mir die BKA-Formel ins Gedächtnis. Sie besteht aus drei einfachen Fragen und hilft in fast jeder Begegnung mit anderen Menschen, bei denen es um Benimmfragen und Missverständnisse geht:

1. Bin ich im Recht?
2. Kann ich es ändern, lohnt sich mein Einsatz?
3. Angemessene Reaktion?

Antworte ich auf die erste Frage mit Nein, ist meine Wut- oder Stressspirale sofort gestoppt. Ich behalte die Kontrolle, ich entscheide über meine Laune. Bin ich im Recht? Man ist, im gesetzlich nicht reglementierten Bereich, sehr selten im Recht, glaubt sich aber im Recht, weil jeder für sich recht hat und man es deshalb niemals allen recht machen kann. Im konkreten Fall wäre höchstens die Betreibergesellschaft der Bahn im Recht. Mit dem Lösen meines Fahrscheins hatte ich zwar für die Beförderung meiner Person bezahlt, nicht aber für das Ambiente. Es wurde auch keine Vereinbarung getroffen, in welcher Lautstärke die Beförderung erfolgen sollte und in welcher Gesellschaft. Nein, ich war nicht im Recht. Und selbst wenn die vier Damen minderjährig wären, erziehungsberechtigt war ich dennoch nicht. Aber natürlich verstießen die vier gegen die ungeschriebenen Gesellschaftsregeln, an die wir uns alle halten sollten.

Bei der Beantwortung der zweiten Frage – »Kann ich es ändern, lohnt sich mein Einsatz?« – stoße ich häufig an eine wohlbekannte Grenze: Ich kann keinen anderen Menschen ändern. Und ich kann auch nicht erwarten, dass ein anderer sich ändert, nur weil ich das möchte. Es ist davon auszugehen, dass der andere sich mit dem, was er tut, was mir nicht passt, wohlfühlt, sonst täte er es ja nicht. Ich muss mir darüber klar sein, dass meine Chancen nicht allzu gut stehen, wenn ich diese Frage mit Ja beantworte.

Kann ich angemessen reagieren? Das ist die dritte Frage. Wenn die Wut bei den Stimmbändern angelangt ist, kann ich nicht mehr angemessen reagieren. Selbst wenn ich höflich bitte, wird ein Misston durchklingen, und ich werde eine bockige, trotzige oder unfreundliche, vielleicht sogar beleidigende Antwort bekommen. Das muss mir klar sein: Ich kann keine Verhaltensänderung erzwingen. Und dann stehe ich schön blöd da. Habe was gesagt, es bleibt aber alles beim Alten, und ich werde auch noch ausgelacht. An dieser Stelle möchte ich betonen, dass die Mehrzahl der Jugendlichen, die sich danebenbenimmt, das auf Aufforderung sofort korrigiert. Doch es gibt eben Ausnahmen. Gehörten diese Girlies dazu?

Das war mir nun egal, denn der Fall war für mich mit der Beantwortung der ersten Frage erledigt: Nein, ich bin nicht im Recht. Außerdem war es mir die Sache nicht wert.

Man könnte mein folgendes Verhalten als Ausdruck eines kleinen Ego-Problems deuten. Jedenfalls packte ich meine Sachen zusammen, stand auf, ging zu den jungen Frauen und schaute sie, eine nach der anderen, schweigend an. In ihren Augen blinkten Fragezeichen.

Wortlos wechselte ich in einen anderen Waggon. Dort schlug ich mein Buch auf und las entspannt weiter. Hätte ich mich ohne diesen Blickkontakt von meinen Mitfahrerinnen verabschiedet, wäre das Bauchgrummeln geblieben. So hatte ich es im vorherigen Waggon gelassen und fuhr nun entspannt nach Hause. Beim Aussteigen lief ich noch einmal an besagtem Waggon vorbei, wo die vier noch immer schnatterten. In den Gesichtern der Umsitzenden entdeckte ich erste Anzeichen von Zermürbung.

Wer seinen Platz von unangenehm nach angenehm wechselt, läuft nicht weg, sondern behält die Kontrolle und handelt souverän.

In meinen kühnsten Träumen stelle ich mir vor: Einmal stehen alle Fahrgäste im Waggon auf und wechseln den Platz. Sodass nur noch die Störenfriede zurückbleiben. Ob es ihnen dann noch so viel Spaß macht, laut zu sein, gänzlich ohne Publikum?

Die BKA-Formel hilft nicht nur bei den üblichen Benimmregelverletzungen wie unüberhörbar Telefonieren, Füße auf Sitzen, Gespräche in ohrenbetäubender Lautstärke, Sitzplätze mit Gepäck belegen, sondern auch in vielen anderen kleinen und größeren Ärgernissen des täglichen Miteinanders. Kann ich meinen Kollegen dergestalt ändern, dass er nicht mehr nach jedem zweiten Satz »genau« sagt, kann ich meine Nachbarn dazu bringen, dass sie leiser lachen, kann ich meine Frau umerziehen, damit sie die Zahnbürste abtrocknet?

Das Leben ist viel schöner, wenn man weniger Ärger herunterschluckt. Mit der BKA-Strategie schlucken Sie keinen Ärger, Sie lösen ihn in Luft auf und behalten jederzeit die Kontrolle über die Situation.

Bei Taten, die nicht die Benimmregeln verletzen, sondern die Grenzen anderer Menschen (Bedrohung von Passanten), oder Taten, die Sachwerte zerstören (Zerschneiden der Sitze, Besprühen von Fensterscheiben/Schaufenstern), gehen Sie wie besprochen vor. Sie sagen dem U-Bahn-Fahrer über den Notrufknopf Bescheid oder melden den Vorfall dem Busfahrer. Sie suchen sich Verbündete und rufen die Polizei. Aber das wissen Sie ja jetzt alles schon aus dem Effeff, so oft, wie ich es Ihnen vorgeschrieben habe. Mit diesen Wiederholungen wollte ich Sie an keiner Stelle langweilen oder ärgern, im Gegenteil: Wiederholung weckt Wehrhaftigkeit. Wenn Sie es gemerkt haben: gut. Wenn nicht: genauso gut. Die Erlebnisse in meinen Kursen und als Polizist lehrten mich deutlich: Lieber einmal zu viel, als einmal zu wenig.

Aus Erfahrung weiß ich, dass es eine Weile dauert, bis die Erkenntnis durchsickert, und bei vielen Leuten hört sie sich so an: Aha! Ich dachte immer, ich muss besonders nett sein, damit ich einen Täter nicht noch mehr in Rage bringe. Ich dachte, ich deeskaliere durch Nachgiebigkeit. Ich wäre doch nie im Leben auf die Idee gekommen, dass ich mich zur Wehr setzen muss, um zu deeskalieren. Doch. Genau so ist es.

Wenn Sie andere an die Benimmregeln erinnern, übertreiben Sie es bitte nicht:

Drei Jugendliche hören in der S-Bahn laut Musik. Die umsitzenden Fahrgäste sind sichtlich genervt und gehen weg oder verziehen die Gesichter. Da bittet ein Mann: »Könnt ihr eure Musik bitte leiser machen.«

»Nein«, sagen sie.

Der Mann lässt sich nicht abschütteln, was richtig ist. Niemals gleich aufgeben! Er fragt mit lauter Stimme: »Was gibt es für einen Grund, die Musik nicht leiser zu stellen?«

Auf die Antwort wartet nun ein Dutzend Fahrgäste. Das ist den Jugendlichen unangenehm, und sie drehen die Musik leiser. Die Situation entspannt sich. Wichtig ist es jetzt, dass der Mann auch entspannt bleibt, dass er innerlich ebenfalls leiser dreht. Würde er nachtreten: »Na also, geht doch«, hätte er damit gezeigt, dass er gewonnen hat. Das wiederum würde bei den Jugendlichen ein schlechtes Gefühl hinterlassen. Schade und völlig überflüssig! Leider wird oft nachgetreten. Das haben Sie nicht nötig! Als Profi, der Sie mittlerweile beim Thema Zivilcourage sind, finden Sie Lösungen, mit denen beide Seiten gut aus einer Situation herauskommen. Am schönsten ist es, meine ich, wenn es allen gut geht. Dann herrscht Friede, Freude, Entspannung – ein extrem unverträgliches Klima für Würstchen.

Mutprobe
Zivilcourage mit BKA-Formel

Setzen Sie die BKA-Formel großzügig ein, damit sie Ihnen in Fleisch und Blut übergeht. Zukünftig sollen Sie sich weniger ärgern und mehr Freude am Leben haben!

1. Bin ich im Recht?
2. Kann ich es ändern, lohnt sich mein Einsatz?
3. Angemessene Reaktion?

11 Nichts hören, nichts sehen, nichts sagen

»Was guckst du?«

»Ich schau doch gar nicht!«

»Doch, du guckst! Hab ich genau gesehen. Du glotzt mich an!«

»Quatsch nich rum.«

»Hey, passt dir was nicht?«

»Hau ab, du nervst.«

»Los, sag schon. Was ist los? Mach's Maul auf!«

»Reg dich ab.«

»Werd nicht frech, du Wixer.«

»Leck mich doch am Arsch.«

»Jetzt weiß ich, was dir fehlt: Du brauchst 'n paar in die Fresse.« Das sprach der mit dem Schnauzer und schlug seine Bierflasche gegen einen Abfallbehälter neben der Sitzbank im U-Bahn-Geschoss. Die Flasche zerbrach. Der Schnauzbartträger schmetterte den Körper der Flasche auf den Boden – Bier spritzte schaumig durch die Luft – und griff sich den abgebrochenen scharfkantigen Hals. Mit ruckartigen Bewegungen näherte er sich dem Kontrahenten mit der Lederjacke. Der wich zurück, vollführte hektische Abwehrbewegungen. Er wurde an der Hand getroffen, blutete. Der mit dem Schnauzer setzte nach: »Komm her, du feige Sau!«

Was wir später auf dem Überwachungsband sahen, konnte nur das Resultat einer vorangegangenen schweren Auseinandersetzung sein. Doch unser erster Eindruck war falsch. Es gab keinen Grund für diese Rauferei. Der eine hatte sich beobachtet gefühlt oder nur schlechte Laune gehabt und ein Ventil gesucht, ein Opfer. Das Opfer hatte mitgespielt, wich zurück mit schreckgeweiteten Augen, eine Blutspur auf dem grauen Boden hinterlassend.

Der Mann mit der Lederjacke war im U-Bahn-Geschoss auf sich gestellt gewesen, denn die Zeugen des Angriffs, rund zwanzig Personen, bemerkten nichts oder wollten nichts bemerken. Lasen Zeitung, hörten Musik, telefonierten, simsten oder schauten weg. Obwohl er sehr laut schrie, hörte ihn niemand. War es zu spannend, was sie da lasen? Der Sound zu mitreißend? Die SMS-Nachrichten zu wichtig?

Die Zeugen auf dem Überwachungsvideo wirkten wie eingefroren. Mit steifen Körpern starrten sie an die Wand. Blockiert. Gelähmt. Handlungsunfähig. Sie befanden sich nicht in der Wirklichkeit. Irgendwo anders. In ihrer gedanklichen Warteschleife, ihren Angsträumen, gefangen in der eigenen Hilflosigkeit. Niemand hatte eine Idee, was zu tun sei. Niemand traute sich. *Wieso ich? Es sind doch noch so viele andere da.* Genau das wurde dem jungen Mann mit der Lederjacke zum Verhängnis. Er war ganz allein, und der Typ mit dem zackenartigen Flaschenhals fuchtelte damit durch die Luft, sprang noch näher, stieß erneut zu, traf abermals. In den Hals.

Der Verletzte schrie nun wie am Spieß, was die Umstehenden nicht aufweckte, wohl aber den Täter, der Fersengeld gab. Den Flaschenhals warf er, sehr schön auf dem Band zu sehen, ins Gleisbett. Der Verletzte ging in die Knie, die Hände am Hals, alles voller Blut. Doch es war zum Glück nicht so schlimm, wie es aussah. Der Täter hatte kein großes Blutgefäß erwischt, nach einer kurzen Behandlung im Krankenhaus konnte der Geschädigte wieder entlassen werden.

Das Überwachungsband zeigte weiter: Zögernd näherten sich zwei Frauen dem jungen Mann in der Lederjacke, Handys wurden gezückt. Es wurde wild gestikuliert, drei junge Männer rannten die Treppe hoch, vielleicht, um den Flüchtenden zu verfolgen, vielleicht, um Hilfe zu holen oder einfach nur aus Panik – und da kamen auch schon die Kollegen von der U-Bahn-Wache.

»Warum haben Sie denn nichts unternommen?«, fragten unsere Kollegen die Frau, die unmittelbar neben dem Täter gestanden hatte.

»Ich habe nichts gesehen.«

»Aber als der Mann den Hals der Bierflasche abgeschlagen hat, war doch klar, worauf es hinauslaufen wird!« Auf dem Überwachungsband war deutlich zu erkennen, dass sie dem Täter dabei sogar zugeschaut hatte.

»Ich hab gedacht, er wirft die Flasche weg«, sagte die Frau leise. Sie sprach die Wahrheit. Ihr Verstand hatte sich geweigert, das zu begreifen, was Sache war. Was klingt wie eine Entschuldigung – »Ich hab nichts mitgekriegt« –, ist keine: Das Ereignis ist zu groß. Es überfordert und kann nur uminterpretiert verdaut werden – oder es wird sofort verdrängt.

Wer schlägt sich, wer verträgt sich?

Nicht jede Situation, in der andere Menschen unserer Hilfe bedürfen und wir uns dieser stellen, muss uns selbst in Not bringen. Manchmal reicht ein Satz, ein Blick, dann wieder ein beherztes Eingreifen, um einen anderen aus einer Gefahrenzone zu holen. Dazu muss man eine Situation aber erfassen und darauf verzichten können, sie so zu bewerten oder zu verdrängen, damit man nicht helfen muss. Damit man in seiner eigenen Komfortzone verharren kann. Um jemandem richtig beizustehen, ist Folgendes notwendig:

1. Hinschauen
2. Situation klar erkennen

3. Lösungsweg suchen

4. Handeln

Um das zu realisieren, brauchen Sie keine Extraportion Mut. Zivilcourage genügt – gepaart mit dem Wissen, was genau Sie tun können. Manchmal besteht das richtige Handeln im Ziehen der Notbremse, manchmal im Absetzen eines Notrufs oder in der Rettung eines Opfers aus dem »Schussfeld«, wenn auch nur verbal die Kugeln fliegen. Je mehr Handlungsspielraum Sie haben, je mehr Sie wissen, je vertrauter Ihnen die Inhaltsstoffe der verschiedenen Wurstsorten sind, desto sicherer werden Sie sich fühlen und desto klarer werden Sie die jeweiligen Lösungswege erspähen. Sie erkennen, was abläuft, Ihr Verstand braucht Sie nicht zu schonen. Sie können die Situationen ohne Umgestaltung und Verdrängung interpretieren. Sie sind sich bewusst, dass die zwei jungen Männer, die sich da vorne an der Litfaßsäule streiten, keine Superkumpels sind, die sich gleich wieder vertragen werden. Sondern Fremde – ein Täter, ein auserkorenes Opfer, das dabei ist, zum Geschädigten zu werden.

Und der Mann, der die sich wehrende Frau küsst, ist auch nicht ihr Freund. Er ist ein Fremder, der sie gegen ihren Willen bedrängt, den sie loswerden will, ohne viel Aufsehen zu erregen, weil sie sich schämt, wenn alle sie anstarren.

Vor dem Springbrunnen liegt, eine leere Wodkaflasche neben seinem Kopf, ein Obdachloser. Schläft der seinen Rausch aus? Nein, er atmet nicht oder kaum mehr. Einem aufmerksamen Beobachter könnte das auffallen. Wer es nicht sehen kann, weil er es nicht sehen will, wird keinen Rettungsdienst verständigen. Pech für den Obdachlosen mit dem Schlaganfall. Hätte er bloß nicht die leere Flasche neben sich gestellt, in die er nachts eine Kerze stecken wollte.

Wenig zu wissen, ist bequem. Dann muss man nichts tun, kann immer wunderbar in seiner Komfortzone bleiben. Aufmerksam durch die Welt zu gehen, sieht anders aus und fühlt sich anders an. Wäre es nicht schön, wenn wir alle achtsam unterwegs wären? Jeder von uns kann in eine Situation geraten, in der unser Leben von der Aufmerksamkeit anderer Menschen abhängt.

Markus und seine Mitmenschen

Seit Tagen brütete der August über der Stadt. Die Münchner, an und für sich keine überströmend freundlichen Zeitgenossen, wurden immer grantiger. Viele Leute waren gereizt, alle stöhnten unter der Hitze, die sie sich im verregneten Juli noch so dringend gewünscht hatten. Ständig hörte man den Feuerwehr-Notarzt im Einsatz, an öffentlichen Brunnen gab es keine freien Plätze, jeder versuchte, ein bisschen Kühle aufzuschnappen. Wer Eis in der Waffel kaufte, musste sich beeilen, ehe es klebrig über Finger und Hände schmolz.

Zum Glück war Freitag, die Zeitungen kündigten ein Traumsommerwochenende an. Ohne Arbeit ließ sich die Hitze besser ertragen, nur die Hunde würden ihre langen Zungen auch am Wochenende bis knapp über den Boden heraushängen und zu hecheln beginnen. Junge Mädchen liefen halbnackt durch die Fußgängerzone und machten keine Anstalten, sich etwas zum Anziehen zu kaufen; die Jungs waren zu schlapp, ihnen nachzupfeifen. Den schwarz vermummten Frauen, die über den Bahnhofsplatz liefen, war das Wetter wie immer egal. Oder doch nicht?

Unser Vorzeigeobdachloser Waldi sah aus wie nach einem Karibikurlaub, braun gebrannt lag er den ganzen Tag mit nacktem Oberkörper an wechselnden Orten am Bahnhof herum.

»Schau mal, dass du a Sonnencreme kriegst«, riet ich ihm.

»Bier wär mir lieber«, teilte er mit.

In den Zwischengeschossen zur U- und S-Bahn stand die Luft. In den Zügen klebten die Sitze, und es roch nach Eau de Cologne, einem Hauch von Sonnenmilch, einer Überdosis Schweiß und Knoblauch. Jeder Fahrgast bemühte sich, Abstand zum Nachbarn zu halten, um nicht auch noch dessen Körperwärme aufzunehmen. Die Leute schauten mit unbeteiligten Gesichtern ins Nichts.

In einem Waggon der Linie U3 macht nur einer einen gut gelaunten Eindruck: der siebzehnjährige Markus. Aber er ist eigentlich immer gut drauf. Er hat das Down-Syndrom. Alle, die Markus kennen, mögen ihn. Er ist ein besonders liebevoller, mitfühlender junger Mann. Seit zwei Wochen arbeitet er in einer Behindertenwerkstatt, darauf ist er sehr stolz. Jeden Nachmittag fährt er allein nach Hause. Wenn es nach ihm ginge, würde er das Wochenende abschaffen und durcharbeiten. Er findet die Arbeit nämlich super. Natürlich freut er sich auch auf seine zwei älteren Schwestern. Freitags nehmen sie ihn mit zum Schwimmen ins Ungererbad. Markus' Wasserbomben sind berüchtigt. Bei keinem platscht und spritzt es wie bei ihm. Ein glückliches Lächeln breitet sich in seinem Gesicht aus. Das will gar nicht mehr verschwinden. Fast zucken seine Beine, gedanklich ist er beim Anlaufnehmen vor dem Absprung.

Da steigt Niklas ein. Schlecht gelaunt wie so oft. Scheiße, kein Sitzplatz. Nur neben dem Mongo, das checkt er sofort ab. Frechheit. Mit einem groben Plumpser lässt er sich neben Markus fallen und drängt ihn ans Fenster.

Markus lächelt ihn freundlich an. So wie er alle anlächelt, weil er ja fast immer gute Laune hat.

»Glotz mich nicht so an. Passt dir was nicht an mir?«, faucht Niklas.

Markus ist perplex, zur Vorsicht lächelt er weiter. Aggressionen kommen in seinem genetischen Code nicht vor.

»Lachst du mich vielleicht aus, du Behindi?«

Erschrocken reißt Markus die Augen auf und verzieht den Mund. Ein wenig Speichel tropft über sein Kinn.

»Glotz mich noch einmal so blöd an«, wiederholt Niklas und brüllt: »Sonst geb ich dir ein paar in die Fresse!«

Die U-Bahn ist voll besetzt. Es sollte keinem entgangen sein, dass hier etwas Ungewöhnliches geschieht. Wer einen Blick riskiert, wird kaum zu dem Schluss gelangen, Markus und Niklas seien dicke Kumpels, die eine kleine Meinungsverschiedenheit austrügen. Es ist klar, was hier passiert. Ein aggressiver Mann quält einen Behinderten, ist kurz davor zuzuschlagen.

Die junge Mutter mit ihrem Kleinkind denkt: Hoffentlich lässt er uns in Ruhe. Ihre größte Angst ist es, dass ihr Kind zu schreien beginnt und sie die Aufmerksamkeit des Aggressors auf sich zieht.

Der sechzigjährige Frührentner findet die Szene unerhört. Aber er ist zu alt, um sich einzumischen, meint er.

Das Pärchen um die dreißig ist froh, dass es weiter weg sitzt. So braucht es nichts zu tun.

Die siebzehnjährige Schülerin findet es voll den Hammer, wo doch gerade heute im Unterricht über Behinderte gesprochen wurde.

Der Büroangestellte blickt genervt von seiner Zeitung auf: Kann man denn nirgends seine Ruhe haben?

Die siebzigjährige Frau fragt sich im Stillen: Warum tun die Männer da hinten nichts? Sie könnten dem armen Jungen doch helfen!

Die Männer sind zwischen zwanzig und vierzig. Sie denken: Das geht mich nichts an.

Was muss der Behinderte den auch so provozieren.

Da misch ich mich lieber nicht ein.

Wahrscheinlich hat der Typ 'ne Waffe, so wie der auftritt.

Gott sei Dank steige ich an der nächsten Station aus.

Blöd, dass ich mein Handy vergessen habe, überlegt die Neunzehnjährige. Warum ruft denn hier niemand die Polizei?

Die dreißigjährige Sozialpädagogin diagnostiziert, dass der Aggressor in Therapie gehört, dass der seinen Frust an anderen auslässt, ein klassischer Fall von Minderwertigkeitsgefühlen.

Die Mittfünfzigerin atmet flach. Schweiß bricht ihr aus. Sie fühlt sich wie gefangen und würde am liebsten wegrennen, doch sie kann sich nicht bewegen. Ruhig bleiben, bloß ruhig bleiben, beschwört sie sich. Bloß nicht auffallen. Sonst haut der mir auch noch eine rein.

Der Mittfünfziger wirft nur einen kurzen Blick zu der Sitzreihe vorne rechts. Ich kenne die Leute nicht, stellt er fest und liest weiter.

Die Studentin denkt: Typisch, das ist mal wieder ganz typisch. Keiner interessiert sich für den anderen. Die Kälte der freiheitlichen modernen Gesellschaft. Ignoranz und Egoismus.

Der Achtzigjährige: Wahrscheinlich ist das gar nicht so gefährlich, wie es aussieht. Die jungen Leute heute schreien sich ja dauernd an.

Wo bleibt eigentlich die U-Bahn-Wache?, fragt sich der Vierzigjährige. Sonst stehen sie überall im Weg, und kaum braucht man sie, sind sie nicht da, typisch.

Also, ich mach jetzt mal halblang, konstatiert der Fünfundzwanzigjährige. Ich dräng mich hier nicht in den Vordergrund.

Zwölf weitere Fahrgäste denken: Da muss man doch was tun. Warum tut denn da niemand was? Dem jungen Mann muss man doch helfen. Wieso greift denn niemand ein, warum ignorieren die das alle? Das geht doch nicht, das ist ja nicht zum Mitansehen, der arme Behinderte, der kann doch nichts dafür, wie fürchterlich ist das denn … Warum unternimmt niemand etwas, man müsste doch …

»Man« – das sind die anderen. Dass man selbst dazugehört, blendet man aus, denn man weiß nicht, was man machen, wie man reagieren soll. Man schaut aus dem Fenster, auch wenn da nichts zu sehen ist, oder weg oder ins Buch oder auf den Boden. Man schaut betreten, aber nicht hin.

Markus ist ganz allein. Jetzt weint er. Vielleicht wird er sich nie wieder trauen, mit der U-Bahn zu fahren. Die um ihn Herumsitzenden schon. Es hat ja nichts mit ihnen zu tun. Sie haben das alles nur am Rande mitbekommen. Dennoch hat es sie betroffen gemacht. Und so erzählen sie es am Abend zu Hause oder bei Freunden und empören sich: »Keiner hat geholfen!«

Dass sie auch zu denen zählen, die mit »Keiner« gemeint sind, ist eine andere Geschichte. Niemand wird sie darauf aufmerksam machen. Man will ja nicht unhöflich sein. Und außerdem kennt so etwas jeder. Man ist ja schließlich kein Held wie Bruce Willis und Konsorten.

Manchmal sorgt ein Fall wie Markus oder ein ähnlicher für öffentliche Empörung. Politiker sind fassungslos, Schlagzeilen extra groß. Zwei Kinder sind ertrunken, während Hunderte von Menschen vom Ufer aus zusahen. Ein Mädchen wurde in der Fußgängerzone vergewaltigt unter den Blicken Schaulustiger. Sind die Menschen so schlecht? So ignorant, egoistisch, gleichgültig, sensationslüstern?

Nein. Nicht nur. Sie sind gelähmt, blockiert, entsetzt. Sie wissen nicht, was sie tun sollen. Sie haben Angst.

Couragiert wäre jeder irgendwie gern. Aber wie? Wie geht das? Weil man das nicht weiß, tut man lieber nichts. Doch das Nichtstun ist keine optimale Lösung, auch weil sich die eigene Unterlassung oft in quälenden Bildern niederschlägt. Warum hab ich nicht …

Zahlreiche Berichte haben gezeigt, dass Beobachter von Aggressionen immer betroffen sind, selbst wenn sie zu Boden schauen und nicht helfen. Manche schleppen solche Erlebnisse jahrelang mit sich herum. Aber unser Verstand gibt uns Rechtfertigungsgründe, um nicht helfen zu müssen. Deshalb formen wir das Geschehen um und interpretieren es zu unseren Gunsten. Ob das langfristig tatsächlich auch zu unseren Gunsten ausgeht, muss stark angezweifelt werden – siehe posttraumatische Belastungsstörung (S. 77 ff.).

Hätte Markus das Glück gehabt, in einem Waggon mit nur einem einzigen Menschen mit Zivilcourage zu sitzen, der eingegriffen und andere aktiviert hätte, wäre er nicht mit seinen Eltern bei der Polizei aufgetaucht. Die Platzwunde am Kopf wäre ihm auch erspart geblieben. Es dauerte sehr lang, bis Markus sich seinen Eltern anvertraute. Er kam nach Hause, ging schnurstracks in sein Zimmer und wollte das nicht mehr verlassen. Obwohl Freitag war und er es doch liebte, mit seinen Schwestern ins Ungererbad zu gehen. Auch essen wollte Markus nichts. Nur im Bett liegen, die Decke über den Kopf gezogen, seinen Teddybären im Arm. Mit viel Geduld erfuhren die Eltern, was vorgefallen war. Der polizeibekannte Täter, der Markus, ehe er am Bonner Platz ausstieg, grob vom Sitz schubste, wurde später dank der Videoüberwachung in der U-Bahn festgenommen.

Warum immer ich?

Anonymität bietet Schutz. Da brauchen wir uns nicht zu exponieren, können eine Zuschauerrolle einnehmen, ohne uns darstellen zu müssen. Schön sicher im Dickicht der anderen. Warum soll ich da raus? Und wieso überhaupt ich? Da gibt es andere, die das besser können als ich. Hier vorne, diese jungen Männer. Die müssten eingreifen, die müssten was tun. Ich doch nicht.

Die jungen Männer tun aber nichts.

Soll ich vielleicht doch? Aber dann schauen mich alle an. Und wenn es nicht klappt? Wenn ich mich lächerlich mache?

Wenn ich die Frau jetzt frage, ob sie Hilfe braucht, und dann ist der Kerl ihr Freund und alle machen sich lustig über mich. Oh wie peinlich! Oder ihr Typ findet mich aufdringlich und ich kriege mit dem Ärger. Nein, nein, das geht mich nichts an. Und wieso immer ich. Sind doch noch genug andere da.

Ein Kennzeichen der anonymen Masse ist es, dass sie nicht miteinander kommuniziert, was zur Verhaltensdiffusion führt. Deshalb ist die alles beherrschende Passivität in einer Zuschauergruppe so lähmend. Jeder wartet auf den anderen. Je mehr Zeit verstreicht, desto schwieriger wird es für jemanden, der prinzipiell gern helfen würde, einzugreifen. Er fühlt sich zunehmend selbst blockiert, und dann geht gar nichts mehr. Es beginnen die Verzerrungen: Wahrscheinlich ist das gar nicht so dramatisch, wahrscheinlich kennen die sich, womöglich habe ich nur diesen schlimmen Eindruck, bestimmt ist das alles nur ein Spiel.

»Was dachten Sie, als die Männer auf den am Boden Liegenden eintraten?«

»Ich dachte, die machen bloß Spaß.«

Auch dies ist eine wahre Aussage, erfolgt aufgrund der Veränderung eines für den Verstand unbegreifbaren Vorgangs, mit dem der Zeuge nichts zu tun haben wollte, weil er völlig überfordert von der Situation war. Also suchte sein Gehirn einen Ausweg für ihn, sich aus der Affäre zu ziehen, sich in Sicherheit zu bringen, indem das Geschehen fehlinterpretiert wurde. Damit kam der Zeuge moralisch mit heiler Haut davon. Hätte er gewusst, wie er sich richtig verhalten können, wäre womöglich nicht nur er, sondern auch der Geschädigte mit heiler Haut herausgekommen.

Das ist mal wieder typisch: Vorurteile

Vorurteile sind ideal, um sich aus der Verantwortung zu stehlen. Mit ihrer Hilfe wird die Veränderung zu einem Kinderspiel:

Kein Wunder, dass die junge Frau begrabscht wird. So leicht bekleidet, wie die rumläuft!

Kein Wunder, dass der Mann Ärger kriegt. Wer so ausschaut, ist nirgends gern gesehen.

Typisch Penner. Erst saufen, dann das Gleichgewicht verlieren und blutend in der Gosse flacken.

Ein Afrikaner wird von zwei Männern beschimpft und in eine Ecke gedrängt ... Was will der auch hier. Soll halt bleiben, wo er herkommt! Ich hab den nicht eingeladen!

Ein Türke wird von zwei Deutschen beschimpft ... Da sieht er mal, wie das ist. Die schlagen doch alle ihre Frauen.

Ein Langhaariger wird von einem Kurzhaarigen angerempelt ... Recht hat der mit den kurzen Haaren, diese Drogensüchtigen sind alle kriminell.

Eine Gruppe Fußballfans läuft laut grölend über den Bahnhofsvorplatz ... Hooligans, keine Frage.

Es kann aber auch komplizierter werden: Wenn Skinheads auf einen Afrikaner losgehen, solidarisieren sich viele eher mit dem Afrikaner. Zumindest im Stillen. Wer alle Langhaarigen für drogensüchtig hält und etwas gegen Nazis hat, kann in die Bredouille kommen, wenn ein Langhaariger von Skinheads angegriffen wird. Und was ist, wenn Skinheads von Punkern attackiert werden? Oder sind es die Punker, die die Skinheads ... Da wird das Gewissen aber hart auf die Probe gestellt! Zu wem halte ich jetzt, heimlich, still und leise?

Und inwieweit beeinflussen meine Vorurteile die Einschätzung der Situation? Oft glauben wir das, was wir sehen wollen – und bemerken nicht, dass es ganz anders ist.

Versuchen Sie einmal, sich selbst von außen anzuschauen. Heften Sie sich einige Vorurteile an, die andere über Sie hegen und pflegen könnten. Betrachten Sie das Ganze mit Humor und sparen Sie nicht an falschen Verdächtigungen. Stellen Sie sich vor, man würde Ihnen nicht helfen, weil man etwas gegen solche wie Sie hätte. Man würde glauben, Sie seien selbst schuld, wenn Sie unverschuldet in eine Situation geraten, in der Sie Hilfe benötigen. Und dann überprüfen Sie bitte Ihre eigenen Vorurteile in Bezug auf andere. Es geht hier vor allem darum, dass sie Ihnen bewusst werden. Denn gefährlich entwickelt sich vor allem das, was wir nicht benennen können.

Ein gefährlicher Cocktail: Angst und Unsicherheit

Sobald wir in die Nähe einer Situation gelangen, in der Gewalt mitschwingt, bekommen wir Angst. Die Gewalt könnte sich ausbreiten, uns mitreißen, wir könnten hineingezogen werden. Wir wollen nichts damit zu tun haben, und schon gar nicht wollen wir uns einmischen. Sonst eskaliert das Ganze womöglich zu einer körperlichen Auseinandersetzung, und dann … um Himmels willen! Was dann alles passieren kann!

Ich kann ermordet werden! Und selbst wenn es glimpflich ausgeht, habe ich den Schaden. Meine Brille kann beschädigt werden und ich sehe alles nur noch undeutlich. Ich komme zu spät zur Arbeit. Die Polizei nimmt mich fest. Ich werde verletzt und muss ins Krankenhaus. Mir wird die Nase gebrochen, und ich kann nicht zu meinem Rendezvous mit meiner neuen Flamme.

Angst ist sehr wichtig, sie mahnt uns zur Vorsicht. Aber sie lähmt uns auch und schränkt unsere Freiheit ein. Wir sollten uns nicht von unserer Angst beherrschen lassen. Indem wir angstmachende Situationen durchdenken und ein Handlungsschema entwickeln, fürchten wir uns weniger.

Aber selbst dann, wenn wir uns entscheiden, aktiv zu werden und Zivilcourage zu zeigen, bleibt die Unsicherheit. Muss man auf die Polizei warten? Wird man verhaftet? Ist das Notwehr?

Manche Menschen greifen nicht ein, weil sie gleich einen Termin und keine Zeit haben, bei der Polizei eine Aussage zum Tathergang zu machen. Andere möchten nicht, dass ihr Name in einem Polizeiprotokoll auftaucht. Oder sie befürchten, vor Gericht erscheinen zu müssen. Oder werden alle, die dabei waren, verhaftet, nach dem Motto: mitgehangen, mitgefangen? Nein, keine Sorge, als »Zuschauer« werden Sie nicht verhaftet. Für uns sind vor allem Täter und Opfer wichtig, daher werden Passanten meist nur kurz befragt, was sie gesehen oder gehört haben. Hat ein Zeuge die betreffende Situation genau beobachtet, notieren wir seine Personalien. Sollte er Zeit haben, kann er freiwillig mit uns auf die Wache kommen, um eine Aussage zu machen. Ansonsten vereinbaren wir meist auf postalischem Wege einen Termin. Bei schwerwiegenden Taten wie gefährliche oder massive Körperverletzung, Raub, Erpressung, Tötungs- oder Sexualdelikte ist die sofortige Klärung des Ablaufs für uns sehr wichtig. Sie kann über unsere Rechtseingriffe gegenüber dem Täter bestimmen. Wenn ein Täter sein am Boden liegendes Opfer mit Füßen traktiert, kann es sich um eine gefährliche Körperverletzung oder um ein versuchtes Tötungsdelikt handeln. Für die Abklärung der Schwere der Tat sollten die Zeugen den Beamten in einem solchen Fall unbedingt aufs Revier folgen, weil es hier um freiheitsentziehende Maßnahmen gegen den Täter geht. Selbstverständlich können wir die auch ohne Zeugen durchsetzen, doch je schneller wir uns zu Beginn über das tatsächlich Geschehene Klarheit verschaffen können, umso besser.

Ein Zeuge kann immer nur einen Teil der gesamten Situation beibringen, denn jeder Einzelne hat eine andere Wahrnehmung und filtert das Gesehene nach unterschiedlichen Gesichtspunkten. Daher ist es wichtig, dass derjenige, der eine bedrohliche Situation mit eigenen Augen verfolgt, seine Beobachtung auch mitteilt und sich nicht darauf verlässt, dass andere es genauso wahrgenommen haben. Je mehr Informationen die Polizei und damit die Justiz sammeln, desto leichter ist die Aufklärung, umso besser die Möglichkeit, einem Geschädigten zu seinem Recht zu verhelfen.

Bei der Polizei müssen Sie nicht ewig warten. Eine Zeugenvernehmung kann ganz schnell gehen und schon in fünf Minuten vorbei sein. Sie kann aber auch fünfzehn oder dreißig Minuten dauern, je nachdem, was und wie viel beobachtet wurde. Manche Zeugen wollen selbst nach dreißig Minuten noch nicht gehen – weil sie es total interessant finden, bei der Polizei mal hinter die Kulissen zu blicken!

Was bringt mir das? Die Buchhaltung der Helfer

Ein Mann steht blutend an der Straßenecke und bittet Sie, ihn ins Krankenhaus zu bringen. Wie lange dauert es, bis Sie darüber nachdenken, wer die Reinigung des Beifahrersitzes bezahlt? Und wer kommt für eine neue Brille auf, wenn Sie sich in eine Streiterei einmischen und einen Faustschlag ins Gesicht bekommen? Leider müssen Sie damit rechnen, dass sich trotz Ihres beherzten Eingreifens niemand bei Ihnen bedankt. Manchen Menschen fällt das erst viel später ein: Ich hätte mich bei dem Mann/der Frau bedanken müssen … Zu spät. Aber für den, der Zivilcourage zeigte, bleibt dennoch etwas: das gute Gefühl!

Die Kosten-Nutzen-Rechnung kann man übrigens auch von hinten aufzäumen: Was bringt es mir, wenn ich mich so verhalte, dass ich hundertprozentig mit mir einverstanden bin? Zu Beginn müssen es ja noch keine hundert Prozent sein, es reicht, wenn Sie sich für den Weg zu mehr Zivilcourage entscheiden. Legen Sie also die Messlatte am Anfang nicht ganz so hoch. Wichtig ist es, ein Ziel zu haben. In unserem Fall heißt dieses Ziel Zivilcourage zeigen. Nein sagen, wo die eigenen Grenzen verletzt werden, und anderen dabei helfen, ihre Grenzen zu wahren. Deeskalieren, Hilfe holen, Hilfe organisieren.

Nochmals: Überfordern Sie sich nicht! Erinnern Sie sich an die Stresssymptome. Sie haben eventuell nur 20 Prozent Ihres gewohnten Handlungsspielraums, 80 Prozent sind durch Stress blockiert. Verlangen Sie nicht zu viel von sich. Aber machen Sie sich vertraut mit den Möglichkeiten, die Sie im Umgang mit Tätern haben. Das gibt Ihnen Sicherheit und wird Ihren Stress schmälern, wenn es darauf ankommt.

Und wenn es gar nicht klappt? Wenn Sie eingreifen wollen, aber nicht können? Dann tun Sie es beim nächsten Mal. Allein Blicke, die einem Opfer sagen: »Du bist nicht allein«, können helfen. Auch Markus hätte sich vielleicht ein bisschen festhalten können an einem mitfühlenden Augenpaar.

Finden Sie für sich heraus, was bei Ihnen auf der Soll- und was auf der Habenseite steht. Wenn Sie nicht helfen, dann aus dem Grund, weil Sie

- Angst haben
- unsicher sind und befürchten, etwas falsch zu machen
- glauben, jemand kommt auch ohne Ihre Hilfe zurecht
- davon ausgehen, wenn Sie selbst Hilfe brauchen würden, hilft Ihnen auch keiner
- befürchten, durch Ihr Eingreifen Öl ins Feuer zu gießen
- annehmen, durch Ihr Handeln Schwierigkeiten zu bekommen
- glauben, die Situation sei nur Spaß
- keine Zeit haben
- keinen Stress mit Fremden wollen

Ich weiß doch gar nicht, was ich machen soll

So mancher Mitbürger fühlt sich in der Öffentlichkeit prinzipiell für nichts zuständig. Man zahlt schließlich Steuern.

Wenn es brennt, kommt die Feuerwehr.

Aggressionen einzudämmen, ist Aufgabe der Polizei.

Wenn jemand ohnmächtig wird, hilft der Notarzt.

Ist die Oma krank, muss sie ins Krankenhaus; dort kümmert
man sich dann auch um alles Weitere.

Fragt man nach, warum man all das anderen überlässt, erhält
man nicht selten zur Antwort: »Ich kenn mich nicht aus, ich
weiß nicht, wie das geht, zum Schluss mach ich was falsch und
bin dann auch noch schuld.«

Ja, das ist richtig. Wenn Sie nicht wissen, wie Helfen geht,
sind Sie schuld. Viele Menschen sterben nach Unfällen nicht an
ihren fälschlicherweise vermuteten inneren Verletzungen, sondern sie ersticken an ihrer eigenen Zunge oder an ihrem Erbro-
chenen, weil niemand sie in die stabile Seitenlage dreht. Besonders Motorradfahrer leiden unter irrtümlichen Annahmen, die
Laien fernhält, bei einem Unfall zu helfen, weil sie glauben, sie
würden durch ihr unprofessionelles Verhalten alles verschlimmern. Nein, es stimmt nicht, dass man einem verunfallten Motorradfahrer auf keinen Fall den Helm vom Kopf ziehen darf,
weil sonst der Kopf ab ist. Der Helm muss runter, wenn der Ver-
unfallte ohnmächtig ist, sonst kann man den Mundraum nicht
kontrollieren.

Die regelmäßige Auffrischung eines Erste-Hilfe-Kurses sollte für jeden Menschen eine Selbstverständlichkeit sein. Wäre es
nicht ein tolles Gefühl, könnte man davon ausgehen, dass alle

anderen sich ebenso gut zu helfen wissen wie man selbst, dass man, egal wo, auf kompetente Hilfe zählen kann? Ich wünsche mir, man würde die Erste Hilfe um den Aspekt Zivilcourage erweitern, die ja auch eine Art Erste Hilfe ist. Damit Markus nie wieder in eine solch schreckliche Situation gerät, weil seine Mitmenschen auf ihn schauen. Einer wie er, der sich nicht wehren kann, bedarf unseres Schutzes:

»Glotz mich nicht so blöd an, sonst geb ich dir ein paar in die Fresse«, brüllt Niklas.

Die junge Mutter mit dem Kleinkind ruft Markus zu: »Komm doch rüber zu uns, hier ist noch ein Platz frei.«

Markus reagiert nicht darauf. Er hat den Ruf nicht gehört. Er ist tief versunken in sich selbst, völlig allein. Sehr wohl gehört haben den Ruf aber die anderen Fahrgäste in der U-Bahn. Sofort wird aus einer bedrückten, gestressten und unangenehmen Atmosphäre neugierige Wachheit.

Der sechzigjährige Frührentner steht auf, geht zu Markus und reicht ihm die Hand. »Komm mit, wir gehen zum U-Bahn-Fahrer und melden dem das.« Die Stimmung im Waggon verändert sich schlagartig. Jetzt sind alle auf Markus' Seite. Jeder fühlt sich stark, in jedem steckt ein bisschen Frührentnercourage! Dieses Gemeinschaftsgefühl eint die Fahrgäste, während Markus die dargebotene Hand reflexartig ergreift.

Niklas, dem es nicht entgeht, dass ihn hier niemand toll findet, ja, dass er sogar aufpassen muss, einigermaßen cool aus dieser Nummer herauszukommen, mault. »Was mischt du dich hier ein, du Vollhorst?«

Der Frührentner zieht Markus zu sich und ignoriert Niklas komplett. Was den noch mehr irritiert. Ehe er das für sich auf die Reihe bringt, ist der mutige Helfer mit Markus weg. Nun starren alle Niklas an, der allein in der Vierergruppe sitzt. Er fühlt sich zunehmend unwohl und beschließt, dass er sowieso an der nächsten Station ein Bier kaufen will. Er steigt aus, die U-Bahn fährt ohne ihn weiter. Die Menschen im Abteil, die sich nicht kennen, reden miteinander. Alle haben das Gefühl, gemeinsam etwas geschafft zu haben. Haben Sie auch: Zivilcourage.

Die dargestellte Lösung ist die optimale. So läuft es nicht immer, aber häufig: Jemand fängt an, ein anderer macht mit, schließlich sind alle dabei. Dadurch, dass in die zuvor wie eingefroren wirkende Situation Bewegung gekommen ist, haben alle ein Ziel. Entweder man selbst oder ein Helfer übernimmt das Kommando und weist die anderen an, sagt, was nötig, was zu tun ist. Einer muss jedoch anfangen! Damit die anderen mitmachen können. Der, der anfängt, kann sich darauf verlassen, dass er nicht im Stich gelassen wird. Es wird ihm geholfen, so wie er begonnen hat, einem anderen zu helfen. Doch vielen Menschen muss bei der Hilfe geholfen werden. Sie wollen eingreifen, wissen aber nicht, wie und in welcher Form, und sind völlig blockiert. Sobald sie klare Anweisungen erhalten, sind sie wieder Herr und Frau ihrer Sinne und reagieren. Oft sind sie danach sehr froh: »Danke, dass Sie mich angesprochen haben, das hat mich aus meiner Erstarrung gelöst. Danke, dass Sie mir diese Blicke zugeworfen haben, ich stand in diesem Moment wie neben mir und hätte mir niemals verzeihen können, nichts unternommen zu haben.«

Konzentrieren Sie sich bei Ihrer Hilfe auf das Opfer. Lassen Sie den Täter außen vor. Sprechen Sie ihn niemals an nach dem Motto: »Der junge Mann hat Ihnen doch gar nichts getan«, sonst bringen Sie sich mit ein in sein schäbiges Spiel. Ignorieren Sie den Täter und wenden Sie sich dem Opfer zu. Mit dem Täter wollen Sie nichts zu tun haben. Sie kümmern sich, ohne dass Sie sich selbst gefährden, einzig und allein um das Opfer.

Wir können nicht nur gegen verbale Gewalt helfen, sondern auch wenn ein oder mehrere Täter ihr Opfer schlagen. Hier erwartet jedoch niemand von einem Helfer, sich in die Mitte der Aggressoren durchzukämpfen und dem Opfer die Hand zu reichen. Aber Helfer können die Polizei rufen und dem Opfer Mut machen: »Halten Sie durch! Die Polizei ist verständigt! Hilfe kommt gleich!«

Das hat den doppelten Effekt, dass das Opfer, das sich völlig alleingelassen fühlt und auf die Täter fokussiert ist, durch den Zuruf erfährt, dass seine Not wahrgenommen wurde. Helfer sind da. Zum anderen wirkt das Reizwort »Polizei« abschreckend auf die Täter. Es ist zu erwarten, dass sie ablassen und die Flucht ergreifen. Sie werden sich nicht damit aufhalten, sich an denjenigen zu rächen, die die Polizei informierten. Sie wollen nur eins: weg.

Die Personen, die bei der Polizei anriefen, haben eine hohe Zivilcourage bewiesen und dem Täter damit gezeigt, dass sie keine Opfer sind. Verlassen Sie sich aber bitte niemals darauf, dass irgendwer schon die Polizei alarmiert haben wird. Auch nicht, wenn Sie als Letzter zu einer Schlägerei oder einem Unfall kommen. Denn das kann jeder vor Ihnen gedacht haben, dass irgendwer bestimmt Hilfe angefordert hat. Und wenn nicht?

Verlassen Sie sich auf Ihren eigenen Eindruck von einer Situation. Wenn es für Sie schlimm aussieht: Tun Sie etwas, rufen Sie die Polizei. Beschwichtigen Sie sich nicht nach dem Motto: »Da sind schon so viele, die unternehmen alle nichts, also schätze ich alles ganz falsch ein.« Vielleicht sind Sie die einzige Person, die die Situation richtig einschätzt oder überhaupt in der Lage ist, das Nötige zu tun, um Hilfe zu holen.

Erfolgreich wehren –
die wichtigsten Tipps in Kürze, Teil 2

Anderen helfen

Phase 1: Warm-up
Situation wahrnehmen. Der eigenen Intuition vertrauen: Ist hier Hilfe nötig? Situation klären, eventuell durch Nachfragen: Brauchen Sie Hilfe? Eigensicherung im Auge behalten.

Phase 2: Vorbereitung
Ruhe und kühlen Kopf bewahren. Vorgehen planen. Dann entweder alleine aktiv werden oder je nach Situation Verbündete holen. Oder, wenn Sie sich nicht trauen, sofort die Polizei alarmieren. Vielleicht ist es Ihnen möglich, dem Opfer mitzuteilen: »Die Polizei ist unterwegs.«

Phase 3: Rettung
Wenn möglich und unter Berücksichtigung der Eigensicherung: Opfer aus der Gefahrensituation bringen, eventuell mit Unterstützung anderer: »Die Frau braucht unsere Hilfe. Helfen Sie mir, sie da rauszuholen.«
Direkten Kontakt mit dem Täter vermeiden!
Dem Opfer die Hand reichen und es in Sicherheit bringen.
Immer die Polizei rufen oder von anderen verständigen lassen.

Phase 4: Weg!
Entfällt für den Helfer, da er keinen Kontakt zum Täter aufnimmt. Aber natürlich soll er sich um ein »entkommenes Opfer« kümmern.

Mutprobe
Helfen – Sie werden nicht gebissen

Wer ist mit Ihnen unterwegs? Schauen Sie sich bewusst nach möglichen Mithelfern um. Trauen Sie sich: Grüßen Sie ruhig mal die Personen an Ihrer Haltestelle oder an Ihrem Sitzplatz und stellen somit eine gewisse Verbundenheit her. Zeigen Sie Zivilcourage, wenn Sie das Gefühl haben, es wäre angebracht. Trauen Sie sich zu fragen: »Kann ich Ihnen helfen? Brauchen Sie Hilfe?«

Das können Sie üben, indem Sie Menschen ansprechen, die mit einem Stadtplan in der Hand in der Gegend stehen. Oder indem Sie einer neuen Kollegin Ihre Hilfe anbieten. So senken Sie schon mal die Hemmung, mit anderen in Kontakt zu treten. Gehen Sie auf andere Menschen zu! In der Regel beißen die nicht.

12 Heldenmut statt Heldentum – richtiges Helfen

Der Alte Botanische Garten ist ein beliebter Treffpunkt, gerade im Sommer. Er liegt zentral in der Stadtmitte, es gibt einen Springbrunnen und natürlich, münchentypisch: einen Biergarten. Viele Angestellte aus den umliegenden Büros verbringen ihre Mittagspause bei schönem Wetter auf den Bänken und Rasenflächen und genießen ein wenig Grün und viel Bunt, in manchen Wochen sind die angepflanzten Blumen eine wahre Pracht. Was sogar die Angehörigen der Drogenszene vom Bahnhof zu schätzen wissen. Der Weg ist nicht weit, und auf der Wiese sitzt es sich zudem bequemer als auf dem Trottoir. Auch die Schülerinnen und Schüler des nahe gelegenen Luisengymnasiums kommen in Freistunden gern in den Alten Botanischen Garten, so wie an diesem strahlenden Septembermittwoch.

Zwei Pärchen, ein, zwei Jahre vom Abitur entfernt, sitzen auf einer Bank und essen Eis. Sie schauen friedlich aus, wie sie sich da so fröhlich unterhalten, die Jungs die Arme um die Mädchen gelegt, hin und wieder küssen sie sich. Ihre Kleidung ist teuer, was man aber erst auf den zweiten Blick erkennt; natürlich tragen sie Chucks. Der Blonde gehört zur Blonden und die Dunkle zu dem Dunkelhaarigen. Ein schönes Bild von unbeschwerter Jugend und hoffnungsvoller Zukunft.

Da kommt ein Mann im hellen Leinenanzug des Weges. Heiko, Mitte dreißig, ist gut drauf. Eben hat sein Chef ihn belobigt und ihm eine Gehaltserhöhung in Aussicht gestellt. Supertag!

Er wird einen Blumenstrauß mit nach Hause bringen. Lächelnd beißt Heiko von seinem Käsebrot ab. Es knackt – eine grüne Paprikaschote. Immer lässt sich seine Frau etwas Besonderes für ihn einfallen. Am besten Rosen, denkt Heiko. Rote.

Schon von Weitem sieht er die vier jungen Leute auf der Bank und freut sich, dass sie offensichtlich genauso gute Laune haben wie er. Beim Näherkommen nickt er ihnen freundlich zu.

Der blonde Jüngling auf der Parkbank stutzt. Hat der Typ jetzt meine Freundin angeglotzt, überlegt er und kneift die Augen zusammen.

Heiko entgeht das nicht, und er lächelt noch einmal. Breiter nun. Heute findet er alles wunderbar. Den Tag, das Käsebrot, die Gehaltserhöhung, die verliebte Jugend und seine Frau ... ja, die sowieso. Sieben rote Rosen sollten es schon sein. Mindestens.

Da ruft der Blonde in seine Richtung: »Machst du meine Freundin an?«

Abwehrend hebt Heiko die Hand. »Nein, nein!«, versichert er.

Das bewertet der Blonde aber anders. Klar hat der alte Sack sie angeglotzt. Seine Betsy sieht ja auch scharf aus in dem roten Top. Was der Freundin sehr wohl bewusst ist. Sie meldet sich nun auch zu Wort und behauptet: »Der gafft mir schon dauernd auf die Titten.« Dann zieht sie einen Schmollmund und harrt der Dinge, die da kommen. Jetzt ist ihr Freund dran. Jetzt muss er beweisen, ob er sie verteidigen kann. Ob er es wert ist, dass sie ihn ranlässt. Ihr Freund sucht sich erst einmal einen Verbündeten und wendet sich an seinen Kumpel. »Tobi, hast du das gesehen, wie der Typ da die Betsy anglotzt?«

Der dunkelhaarige Tobi hat nichts gesehen, nickt aber trotzdem. Schließlich ist der Blonde sein Kumpel. Und es ist echt das Letzte, wie viele Wichser durch die Gegend laufen.

Heiko ist mittlerweile in seine gedankliche Warteschleife gerutscht. Zuerst empört, dann fassungslos registriert er, wie sein freundlicher Gruß verunglimpft wird. Er wollte den Jugendlichen doch nur klarmachen, dass sie ihn missverstanden haben, doch in der Aufregung und gleichzeitigen Lähmung findet er keine Worte, keinen Anfang, steht stumm da. Was für die Gymnasiasten einem Schuldeingeständnis und einer Aufforderung gleichkommt. Warum bleibt der da stehen? Warum glotzt er weiter? Will er provozieren, oder was? Warum haut der nicht ab?

Heiko kann nicht. Er ist völlig überfordert. Erst recht, als die zwei jungen Männer aufstehen und bedrohlich auf ihn zugehen. Ihre Freundinnen bleiben in gespannter Erwartung sitzen. Ein bisschen so wie die Majestäten in den Arenen der Antike, kurz vor dem Augenblick, als die wilden Tiere frei gelassen wurden.

»Hau ab, du Scheißwichser.« Der Blonde wird deutlich. »Sonst kriegst du was auf deine geilen Glotzaugen.«

Heiko, weiterhin in der gedanklichen Warteschleife, hinkt hinterher. Er ist noch immer damit beschäftigt, das Missverständnis aufklären zu wollen. »Nein, nein, das war nicht so«, setzt er an.

»Hey, ich hab genau gesehen, wie du geglotzt hast«, behauptet der Blonde.

Tobi nickt bestätigend. »Solche Typen wie dich können wir hier nicht brauchen. Kinderficker, oder?« Die Sache beginnt ihm sichtlich Spaß zu machen.

»Klar, Kinderficker«, bestätigt der Blonde. »Treibst dich an Schulen rum. Du Sau!«

Heiko schnappt nach Luft. Was halten die von ihm! So was würde er nie machen! Nie! Innerlich dreht er die nächste Runde in seiner Rechtfertigungsschleife. Er versteht nicht, was hier passiert, warum die so aggressiv gegen ihn sind. Er hat ihnen doch nichts getan, er hat das Mädchen nicht angeglotzt. Wie kommen die auf die Idee, er hat ihnen doch bloß freundlich zugenickt, wieso kapieren die das nicht?

»Den hab ich hier übrigens schon öfter rumschleichen sehen«, ruft Betsy von der Parkbank aus und gibt ihrem Freund damit ein Signal, das er sofort aufgreift. Grob schubst er Heiko. Völlig perplex stolperte der nach hinten.

»Scheiß Spanner«, ranzt der Blonde und schubst noch einmal. Heiko will etwas sagen. Doch er kann nicht mehr sprechen. Die Stimme weg, alles weg, Herzrasen, Atemnot, schwarzes Loch. Sein Käsebrot gleitet ihm aus der Hand. Er merkt es nicht.

Von der angrenzenden Wiese aus beobachten zirka dreißig Leute das Geschehen. Alle haben ein Handy dabei. Niemand ruft die Polizei. Wieso ich? Das kann doch auch ein anderer machen. Bis der Blonde Heiko noch einmal schubst, diesmal sehr heftig, und Heiko stürzt. Da springt eine Frau auf, nein, sie schnellt wie von einer Feder geschleudert von ihrer Decke auf der Wiese und schreit: »Jetzt ist es aber genug!«

Der Blonde antwortet ihr sofort: »Das ist ein Kinderschänder! Der treibt sich hier immer rum. Jetzt hat er meiner Freundin auch noch Schweinereien zugeflüstert.«

Die Frau hat die Situation von Anfang an mitbekommen. Deshalb weiß sie, dass Heiko ohne eigenes Verschulden in den Streit verwickelt wurde. Heikos Karten stünden schlecht, wenn es anders wäre. Womöglich würden sich die Frau und weitere Besucher des Botanischen Gartens von den Aggressoren anstacheln lassen und Heiko eine Abreibung verpassen. Jeder, der nun versuchen würde, ihm zu helfen, wäre ebenfalls ein Kinderschänder. Der Mob wäre entfesselt. Es ist erschreckend, wie schnell Menschen sich von Gewalt infizieren lassen. Meistens ohne zu wissen, worum es eigentlich geht. Es ist ein Massenphänomen.

Doch Heiko hat Glück. Die couragierte Frau lässt sich auf keine Diskussion mit den Aggressoren ein, sondern schreitet aufrecht und entschlossen zum Kiesweg, wo sie dem am Boden liegenden Heiko ihre Hand reicht, ohne die Gymnasiasten zu beachten. »Kommen Sie, ich helfe Ihnen auf.«

Heiko ist unendlich erleichtert, dass jemand die Situation richtig beurteilt. Er selbst hätte nicht gewusst, wie er sich aus der

Situation hätte befreien können. Seine Knie zittern. Am liebsten würde er weinen. Irgendwo in einem anderen Leben liegen sieben rote Rosen im Staub.

»Lasst uns abhauen«, ruft Betsy.

»Wir dürfen eh nicht zu spät zum Unterricht kommen, heute schreiben wir einen Test«, sagt Betsys Freundin und gibt wie ihre Mitschüler Fersengeld. Sie müssen sich beeilen, weiter an ihrer Ausbildung zu feilen. Zu spät aufkreuzen, wäre unhöflich dem Lehrer gegenüber und wegen der anstehenden Prüfung auch fahrlässig angesichts ihrer rosigen Zukunft.

Viele gegen einen

»Und wenn es viele gegen einen sind?« Diese Frage wird in jedem unserer Kurse zur Zivilcourage und Selbstbehauptung gestellt. Bei einer zahlenmäßig klaren Unterlegenheit tritt die Hilflosigkeit am deutlichsten zutage. Man denkt an aggressive Gruppen von Rechts- oder Linksradikalen, an jugendliche Gewalttäter, pöbelnde und angetrunkene Fußballfans. Wenn ich mich einer solch geballten Aggression als Einzelner nicht entgegenstelle, werde ich auch nichts mit ihr zu tun bekommen.

Stets gibt es eine Vorgeschichte, selbst bei dem schlimmsten anzunehmenden Fall einer Gruppenvergewaltigung, die häufig mit einem Trinkgelage beginnt, bei dem die Höflichkeitsgrenzen zwischen Mann und Frau verwischen. Wie schon einige Male geschildert, lauert keine Horde wilder Männer stundenlang im dunklen Park, um eine Frau zu überfallen und zu vergewaltigen. Das ergibt sich aus einer Situation heraus, und wenn der Tatort ein Park sein sollte, waren Täter und Opfer in der Regel gemeinsam dort. Obwohl keine Polizeistatistik belegt, dass Gruppengewalt gegen Einzelne ein häufiges Phänomen bei den

Rohheitsdelikten darstellt, spukt es in den Köpfen der Bevölkerung herum. Dieser Angst ist mit einer einfachen Maßnahme zu begegnen: Einer Gruppe, die Ihnen ein flaues Gefühl macht – ob Rocker oder Rentner –, gehen Sie aus dem Weg: mit einem Wechsel der Straßenseite oder des Sitzplatzes etc. Da Ihr Gefahrenradar stets im Stand-by-Modus läuft, erkennen Sie die gewaltbereite Gruppe frühzeitig.

Kommt es wider Erwarten zu dem unwahrscheinlichen Fall, dass Sie einer gewaltbereiten Gruppe allein gegenüberstehen und keine Möglichkeit haben, sich in Sicherheit zu bringen, ist folgendes Verhalten ratsam: Wenn der Anführer der Gruppe Sie unhöflich anspricht oder auch beleidigt und dann Ihr Geld fordert, geben Sie es ihm widerspruchslos. Werfen Sie es ihm vor die Füße, wie bereits besprochen. Materielle Dinge sind ersetzbar, und Sie behalten trotz der Aushändigung Ihrer Barschaft die Kontrolle über die Situation. Will der Anführer im Anschluss oder überhaupt mehr als Materielles – »Was trägste eigentlich für 'ne Unterwäsche, zeig mal!« –, oder ist zu erwarten, dass er gleich zuschlagen wird, sprechen Sie trotzdem nicht mit ihm. Mit dem Anführer sprechen einzig und allein wir, die Polizei. Nichtpolizisten halten sich an die Mitläufer.

Sprechen Sie niemals mit dem Anführer.

Der Anführer hat seine Gruppe im Hintergrund, und auch hier geht es ausschließlich um Macht, Dominanz und Kontrolle. Das Leitwürstchen wird nicht von Ihnen ablassen oder sich bei Ihnen für sein unhöfliches Verhalten entschuldigen, denn dann würde es sein Gesicht und somit seine Berechtigung auf die Anführerschaft verlieren. Das Gefolge besteht aus Mitläufern, die von sich aus nie so etwas wie das gerade Geschehene initiieren würden, aber natürlich wollen sie mit dabei sein. Mit ihnen sprechen Sie. Versuchen Sie, diesen Würstchen ein schlechtes Gewissen zu machen. »Ihr seid so viele, und ich bin hier ganz alleine. Finden Sie das fair, wenn Sie mich so behandeln? Sie haben doch auch eine Mutter zu Hause. Wie würden Sie das finden, wenn die von so vielen belästigt wird.« Oder: »Ich kenne Sie, Sie wohnen nur ein paar Häuser von mir entfernt. Ich habe Sie schon öfter gesehen. Sie kaufen im selben Supermarkt ein wie ich.« Mit einer solchen Aussage demonstrieren Sie, dass Sie den Täter identifizieren können. Zudem stellen Sie eine Gemeinsamkeit her, die den Mitläufer hoffentlich zum Umdenken bringt ... Was dem Leitwürstchen nicht gefällt. Es wird umso drängender versuchen, Ihre Aufmerksamkeit auf sich zu ziehen. Ignorieren Sie es, bitte! Ich weiß, das ist wirklich schwer, aber Ihre einzige Möglichkeit in dieser dramatischen, aber nicht ausweglosen und äußerst seltenen Lage.

Ziel ist es, zu erreichen, dass die hinter dem Leitwürstchen stehenden kleinen Würstchen weggehen, weil sie vielleicht Mitleid mit Ihnen haben oder weil sie eine Anzeige bei der Polizei fürchten. Ein Täter kann nicht wissen, ob Sie wirklich in seiner Nähe wohnen, aber es wird ihn beunruhigen, und er wird im günstigsten Fall das Weite suchen. Sobald die Mitläufer weg sind, haben Sie für den Anführer eine Möglichkeit geschaffen, von Ihnen abzulassen, ohne sein Gesicht vor der Gruppe zu verlieren. Er kann weiterhin in der Gruppe damit protzen, Ihnen einen gehörigen Schrecken eingejagt, Ihnen Geld abgenommen zu haben. Sie wiederum haben die Kontrolle behalten und sind mit heiler Haut aus der Situation herausgekommen. Das ist das Einzige, was wirklich zählt. Sie können stolz auf sich sein, denn in dieser schwierigen Lage haben Sie nicht klein beigegeben, sondern Ihre Handlungskompetenz beeindruckend unter Beweis gestellt.

Sollten Sie körperlich angegriffen werden, gilt auch hier: wehren und niemals aufgeben! Bleiben Sie auf Ihren Beinen! Stehen Sie schnellstens wieder auf, sollten Sie zu Boden gehen.

Grenzsetzungen gegenüber einer Gruppe sind viel schwieriger als gegen Einzelne. Durch eine betrunkene Menge von grölenden Jugendlichen schiebe ich mich – selbst in Uniform – nicht. Ich bleibe außen vor, um meinen Handlungsspielraum nicht einzuschränken. Ich möchte derjenige sein, der seine heile Haut bewahrt. Und selbstverständlich habe ich die Gruppe lange vorher gesehen. Das ist überhaupt das Wichtigste: Nicht überrascht sein, sondern das Unheil kommen sehen und das Weite suchen. Es klappt so gut wie immer.

Und wenn Sie Zeuge eines gewalttätigen Übergriffs von einer Gruppe auf einen Einzelnen werden: Gehen Sie auf keinen Fall dazwischen! Betätigen Sie den Notrufknopf, ziehen Sie die Notbremse, wählen Sie die 110. Sprechen Sie laut andere Passanten oder Mitfahrer an: »Sehen Sie, was da hinten gerade passiert? Das ist doch unerhört! Ich habe schon die Polizei gerufen.« Oder: »Kommen Sie mit, wir gehen näher und beobachten, was die genau machen, um der Polizei berichten zu können. Die habe ich schon alarmiert, sie sind gleich da.« Und wie schon in anderen Notsituationen erwähnt: Rufen Sie dem Opfer Ihre Unterstützung laut zu: »Halten Sie durch, ich habe die Polizei verständigt, die taucht gleich auf und hilft Ihnen.«

Damit haben Sie zwei Hilfsmöglichkeiten wunderbar kombiniert: Das Opfer fühlt sich nicht mehr allein – und die Täter auch nicht. Das Reizwort »Polizei« schreckt sie auf. Aber bitte rufen Sie uns wirklich an, drohen Sie nicht nur damit! Denn selbst wenn die Täter auf die Androhung unserer Erscheinung von ihrem Opfer ablassen, sind wir doch sehr an der Feststellung ihrer Identität interessiert.

Notwehr

Wenn ich mich verteidige oder schütze oder einem anderen Menschen helfe, sich zu verteidigen oder zu schützen, handle ich nicht rechtswidrig. Ich werde nicht bestraft. Im Strafgesetzbuch heißt es unter Paragraf 32, Absatz 1:

Wer eine Tat begeht, die durch Notwehr geboten ist, handelt nicht rechtswidrig.

Und unter Absatz 2:

Notwehr ist die Verteidigung, die erforderlich ist, um einen gegenwärtigen rechtswidrigen Angriff von sich oder einem anderen abzuwenden.

Ein »rechtswidriger Angriff« ist die Voraussetzung dafür, dass der Notwehrparagraf greift. Das bedeutet, dass jemand mir mein Eigentum entwenden will, mich körperlich bedroht, schlagen will, mir seine Faust vors Gesicht hält, mich am Kragen packt und schüttelt oder meine sexuelle Selbstbestimmung bedroht, mir »an die Wäsche geht« oder vorhat, es zu tun.

Der entscheidende Punkt bei diesem Absatz ist das Wort »gegenwärtig«. Das bedeutet: Ein Angriff steht kurz bevor, findet gerade statt oder ist fortlaufend. Nur in dieser Zeitspanne gilt die Notwehr. Wenn Ihnen jemand um zwölf Uhr mittags eine Watschn verpasst und weggeht und Sie dieser Person um 12.30 Uhr zufällig begegnen und ihr wiederum eine Watschn verpassen, können Sie sich nicht auf Notwehr berufen. Da hätten Sie, wie man in Bayern sagt, ein neues Packerl Watschn aufgerissen. Notwehr liegt ausschließlich dann vor, wenn ein Angriff aktuell ist. Wichtig hierbei: Sie müssen nicht warten, bis Sie geschlagen werden. Es reicht, wenn jemand Sie mit erhobener Faust bedroht oder ankündigt, dass er Sie gleich schlagen wird. Sie müssen nicht warten, bis Sie körperliche Gewalt erfahren, ehe Sie sich zur Wehr setzen, Sie dürfen mit körperlicher Gegenwehr reagieren, um sich zu verteidigen, ehe Sie selbst Ziel körperlicher Gewalt werden.

Sobald der Täter von Ihnen ablässt, müssen Sie aufhören, sich zu wehren. Sie dürfen dem Täter nicht nachlaufen, um ihm eine Extraabreibung verpassen, sonst werden Sie selbst zum Täter.

Bei der Notwehr sollte die Verhältnismäßigkeit gewahrt bleiben nach dem Motto: »Nicht mit Kanonen auf Spatzen schießen.« Allerdings ist es erlaubt, eine Waffe einzusetzen, um sich gegen einen körperlichen Übergriff zu wehren. Die Waffe kann alles Mögliche sein:

Eine über siebzigjährige Frau stand mit ihrem nagelneuen Wischmopp, den sie soeben gekauft hatte, an einer Bushaltestelle. Ein Siebzehnjähriger kam vorbei, sah die Frau, vor allem ihre Handtasche, kombinierte: alt und tatterig, und griff im Vorübergehen nach der Tasche. Womit er nicht gerechnet hatte, war die Gegenwehr seines Opfers. Die ältere Dame hielt die Tasche eisern fest, während sie mit dem Wischmopp auf den Siebzehnjährigen einschlug. Der Täter ergriff die Flucht ohne Handtasche.

Kommentar der alten Dame bei unserem Auftauchen: »Der Mopp hat sich schon rentiert.«

»Mopp schlägt Mob«, fasste mein Kollege zusammen.

Auch eine Beleidigung ist ein »gegenwärtiger, rechtswidriger Angriff«. Auf die Ehre nämlich. Doch dieser Angriff ist in dem Moment abgeschlossen, in dem der letzte Buchstabe des beleidigenden Wortes die Lippen des Täters verlassen hat. Sie können dann nicht ebenfalls beleidigen oder den Beleidiger ohrfeigen und sich auf Notwehr berufen – der gegenwärtige rechtswidrige Angriff war ja bereits abgeschlossen.

Dennoch müssen Sie sich Beleidigungen nicht gefallen lassen. Sagen Sie laut und deutlich: »Unterlassen Sie das! Sonst rufe ich die Polizei!« Auf diese Weise machen Sie dem Täter deutlich, dass Sie sein Verhalten nicht dulden.

Eine Bagatelle?

Sicher gibt es Kollegen, die das so sehen. Ich sehe das anders. Das Wort »Polizei« stammt aus dem Griechischen (*politeia*) und bedeutet »Stadt- oder Staatsverwaltung«, wobei die Griechen dieser Verwaltung eine Vermittlerrolle zwischen Bürger und Staat zuwiesen. Es war keine Gegnerschaft, wie es heute bei uns leider manchmal der Fall ist. Die Polizei ist trotzdem für alle da! Sie stören uns nicht, wenn Sie uns anrufen: Wir erfüllen einfach nur unsere Aufgabe. Und Sie dürfen und sollen die 110 bitte nicht erst dann wählen, wenn das Blut die Straße entlangströmt. Am besten, Sie informieren uns, bevor etwas Schlimmes passiert. Als aufmerksamer Bürger mit scharf gestelltem Gefahrenradar erkennen Sie brenzlige Situationen.

Im nächsten Paragrafen, also in Paragraf 33, wird die »Überschreitung der Notwehr« geregelt:

Überschreitet der Täter die Grenzen der Notwehr aus Verwirrung, Furcht oder Schrecken, so wird er nicht bestraft.

Täter? Wieso Täter? Ja, das Wort »Täter« ist hier verwirrend, denn der Täter ist normalerweise der Böse. Formaljuristisch ist das Wort »Täter« hier richtig, auch wenn das Opfer gemeint ist. Denn in dem Moment, wo das Opfer sich wehrt, ist es vom

Gesetz her ein Täter. Aber dieser Täter wird nicht bestraft. Der Gesetzgeber räumt ein, dass ein Opfer, das sich wehrt, in dieser Ausnahmesituation vielleicht nicht gleich erkennen kann, wann die Notwehrsituation beendet ist, panisch um sich schlägt in einem Zustand der Verwirrung, der Furcht und des Schreckens. Dieses Verhalten wird nicht geahndet.

Wichtig hierbei ist, dass Sie, auch wenn Sie mit Ihrer Gegenwehr eine Situation klären konnten, die Polizei rufen. Aus dem Fernsehen kennt man die Verkettung tragischer Umstände: Nachts im Park – klar, wo sonst – wird die Frau überfallen, sie wehrt sich, schlägt dem Täter mit ihrem Schirm auf den Kopf, er stolpert, fällt unglücklich auf einen Stein und rührt sich nicht mehr. Tot? Jetzt bloß weg.

Nein, eben nicht! Jetzt die Polizei rufen. Auch wenn der Täter die Notwehr der Frau nicht überlebte, so hat sie richtig gehandelt, sie darf sich zur Wehr setzen. Sie wollte ihn ja nicht töten. So ein Unfall gehört zum Berufsrisiko eines Täters.

Sollten Sie sich erfolgreich wehren, kann es sein, dass Sie angezeigt werden, ob von ihrem »Gegner« oder der Polizei. Davor brauchen Sie keine Angst zu haben. Sie wissen ja: Als Polizisten nehmen wir den Sachverhalt auf und zeigen ihn der Staatsanwaltschaft an. Als Polizisten sind wir nicht befugt, vor Ort zu bestimmen, ob hier Notwehr vorliegt. Das obliegt der Staatsanwaltschaft, die aufgrund der Polizeiberichte und geführten Ermittlungen entscheidet, ob der Notwehrparagraf Anwendung findet. Wir können eine Situation, zu der wir gerufen werden, sehr genau einschätzen, denn Ausnahmesituationen gehören zu unserem täglichen Brot.

Weiter heißt es im Strafgesetzbuch unter Paragraf 323c unter dem Stichwort »Unterlassene Hilfeleistung«:

Wer bei Unglücksfällen oder gemeiner Gefahr oder Not nicht Hilfe leistet, ob-

wohl dies erforderlich und ihm den Umständen nach zuzumuten, insbesondere ohne erhebliche eigene Gefahr und ohne Verletzung anderer wichtiger Pflichten möglich ist, wird mit Freiheitsstrafe bis zu einem Jahr oder mit Geldstrafe bestraft.

Der Klassiker aus dem Krimi: ein Unfall auf der Landstraße, meistens nachts, meistens bei Nebel. Ein Hilfesuchender steht am Straßenrand und winkt. Ein Autofahrer hält an, wird, hat er Glück, beraubt, hat er Pech, getötet. Wir lernen: Niemals anhalten!

Was aber, wenn der Unfall echt ist? Wenn jemand im Fahrzeug eingeklemmt ist? Wenn der aus dem Wagen geschleuderte und schwer verletzte Beifahrer dringend Hilfe benötigt? Wenn alle vorbeifahren, niemand anhält, ist das dann unterlassene Hilfeleistung? Hier sind die Worte »ohne erhebliche eigene Gefahr« ausschlaggebend. Wenn ich eine solche Gefahr für mich erkenne, ist mir nicht zuzumuten, zu helfen. Es ist mir allerdings zuzumuten, telefonisch Hilfe zu holen, den Rettungsdienst und die Polizei zu verständigen. Damit bringe ich mich nicht in Gefahr, das kann ich von meiner sicheren Fahrgastzelle aus komfortabel erledigen. Sollte ich kein Handy dabeihaben, kann ich die nächste Notrufsäule oder Telefonmöglichkeit anfahren.

Die zweite Einschränkung – »ohne Verletzung anderer wichtiger Pflichten« – könnte so aussehen, dass ich meine hochschwangere Frau mit Wehen ins Krankenhaus fahre. Auch dann muss ich nicht anhalten, kann aber natürlich die Polizei und die Rettung informieren. Außer ich telefoniere gerade mit dem Notarzt und erhalte Anweisungen als Geburtshelfer.

Bei Fernsehserien wie *Alarm für Cobra 11* lernen wir, dass ein Auto nach einem Unfall schneller explodiert, als man sich eine Tüte Gummibärchen aus der Küche holen kann. Viele speichern ab: Bloß weg! Da kann man nur hoffen, dass andere diese einschlägigen Fernsehserien nicht verinnerlicht haben, wenn wir selbst verletzt in einem Fahrzeug sitzen sollten. Brennt ein Motorraum, dauert es bis zu fünfzehn Minuten, ehe das Feuer auf den Fahrgastraum übergreift und den Tank erreicht, der sich ja meistens hinten am Wagen befindet. Brennen heißt auch nicht explodieren. Und Rauch bedeutet nicht Feuer. Oft ist es Kühlwasser, das austritt, auf heiße Motorteile läuft und verdampft. Schaut eindrucksvoll aus, ist aber harmlos. In der Regel hat man genug Zeit, eine verletzte Person in Sicherheit zu bringen. Bis die Feuerwehr am Unfallort eintrifft, ist es nämlich manchmal wirklich zu spät.

Leider verlassen sich viele Autofahrer bei Unfällen darauf, dass jemand von den anderen Fahrern längst den Notarzt gerufen hat. Wenn das alle glauben, kann das tödlich für die Verunfallten enden – und wir befinden uns dann im Bereich der unterlassenen Hilfeleistung. So auch bei dem unfassbaren Fall der sechzehnjährigen Schülerin, die in Kiel auf offener Straße vergewaltigt wurde. Anwohner schauten von ihren Balkonen aus zu. Die Polizei erstattete Anzeige gegen diese Anwohner wegen unterlassener Hilfeleistung. Sie hätten, ohne sich selbst zu gefährden, die Polizei verständigen können. Niemand hätte von ihnen erwartet, sich mit dem Täter anzulegen. Aber sie hätten Hilfe holen können. Die Angeklagten wurden zu hohen Geldstrafen verurteilt.

Helfen kann jeder. Hilfe kann auch bedeuten, Hilfe zu holen.

Im Ziel: stark, selbstsicher, souverän

Im Grunde genommen ist es einfach, zu helfen. Es ist wunderbar, zu helfen. Auch wenn man keinen Applaus dafür bekommt. Helfen erfüllt das Herz. Menschen, die nicht wegsehen, sind mutig, tragen Verantwortung und machen die Welt ein bisschen besser, ein bisschen warmherziger für uns alle. Und jedes Mal, wenn sie geholfen haben, wächst ihr Selbstbewusstsein. Sie können stolz auf sich sein.

Als Polizist habe ich es natürlich leicht. Helfen ist mein Beruf. Aber ich helfe auch im Privatleben gern. Denn ich lebe in der tiefen Überzeugung, dass das Aufeinander-Schauen, das Füreinander-Einstehen ein Leben schöner macht. Und reicher.

Man kann sich über die Ellenbogengesellschaft beschweren. Man kann aber genauso gut die Hand ausstrecken und sie anderen reichen. Danke, dass Sie – in übertragenem Sinne – mit diesem Buch meine Hand ergriffen haben. Reichen Sie Ihre Hand weiter. Wir alle wollen in Frieden leben und gesund und vielleicht sogar glücklich. Das sichere Gefühl ist der Boden, auf dem ein gelungenes Leben gedeiht. Zivilcourage bestellt diesen Boden.

Literatur

Atzenweiler, Markus: Kriminelle Gewalt – und plötzlich bist du mittendrin. Eine Anleitung zu Prävention und Selbstschutz in Beruf und Alltag. Zürich 2006

Brandstätter, Veronika; Boos, Margarete, und Kai J. Jonas: Zivilcourage trainieren! Theorie und Praxis. Göttingen 2007

Hirigoyen, Marie-France: Die Masken der Niedertracht. Seelische Gewalt im Alltag und wie man sich dagegen wehren kann. München 2002

Maslow, Abraham H.: Motivation und Persönlichkeit. Hamburg 2008

Molcho, Samy: Körpersprache des Erfolgs. München 2005

Polizeidirektion Hannover: Studie zum Gegenwehr-Verhalten bei Sexualstraftaten. Hannover 1996

Schäfer, Mechthild, und Gabriela Herpell: Du Opfer! Wenn Kinder Kinder fertigmachen. Reinbek 2010

Wondrak, Isabel, und Jens Hoffmann: Häusliche Gewalt und Tötung des Intimpartners. Frankfurt am Main 2006

Dank

Meine Hochachtung gilt all denen, die ihr erfahrenes Leid der Polizei mitteilten, um damit den ersten Schritt zur Aufarbeitung zu tun.

Ich danke meiner Frau Meike, weil sie mich immer wieder auf den Boden der Tatsachen zurückbringt; meiner Co-Autorin Shirley Michaela Seul für die unglaubliche Motivation und Schaffenskraft für dieses Buch; meiner Kollegin Diane für ihr überzeugendes Engagement in unseren Seminaren; meinen Eltern, da sie mich zu dem Menschen erzogen haben, der ich heute bin; meinen Hunden Lena und Betty für ihre grenzenlose Geduld mit meiner Ungeduld; meinen Freunden, den Kälblis, Ulla und dem Paulihof, Holger B., Bernd, Tom und Jens, weil sie an mich glauben, meinem Kollegen Koko, der mir die Ruhe im Einsatzalltag beibrachte, Kriminalrat Wenger und Polizeihauptkommissar Kleesattel für ihre sachliche und fachliche Unterstützung und natürlich all jenen Lesern, die täglich aufs Neue versuchen, die Welt ein kleines Stück besser und schöner zu machen.

Sind wir noch zu retten?

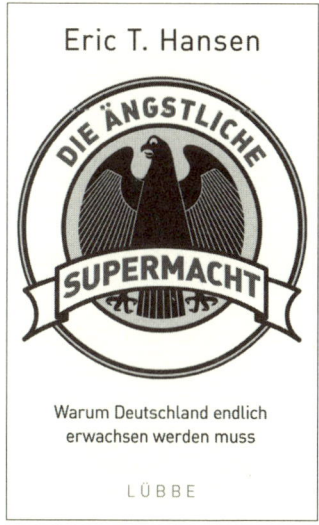

Eric T. Hansen
DIE ÄNGSTLICHE
SUPERMACHT
Warum Deutschland
endlich erwachsen werden
muss
256 Seiten

ISBN 978-3-431-03874-3

Seit dem Zweiten Weltkrieg tun die Deutschen alles, um sich klein zu machen: Sie schämen sich, fühlen sich benachteiligt und halten sich raus, wenn die Großen miteinander spielen. Bisher war das okay. Doch die Zeiten ändern sich. Das mächtigste Land der EU muss international Verantwortung übernehmen und seine führende Rolle in Europa akzeptieren – wenn es auch in Zukunft im globalen Wettbewerb bestehen will. Doch ist Deutschland dazu überhaupt in der Lage? Für die Deutschen ist das ein heikles Thema. Zum Glück bin ich Amerikaner.

Bastei Lübbe

Ein Insider entlarvt die Schwachstellen der Polizei

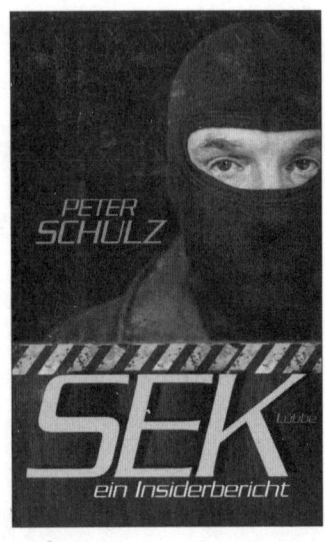

Peter Schulz
SEK - EIN
INSIDERBERICHT
288 Seiten
mit zahlreichen
Abbildungen
ISBN 978-3-7857-2487-3

Sie arbeiten im Verborgenen. In der Öffentlichkeit gelten sie wegen ihrer Maskierung als „Männer ohne Gesicht". Sie kommen dann zum Einsatz, wenn alle anderen polizeilichen Mittel am Ende sind. Wir verlassen uns darauf, dass diese Elitepolizisten für unsere Sicherheit sorgen. Eine trügerische Sicherheit, wie jetzt ein Insider berichtet. Ob Mörder, Geiselnehmer, Terrorist oder psychisch kranker Extremgewalttäter - mehr als zwanzig Jahre hat Peter Schulz als SEK-Beamter mit den schlimmsten Subjekten zu tun, die die Gesellschaft hervorbringt. Hier schildert er seine spektakulärsten Einsätze der letzten 25 Jahre.

Bastei Lübbe